Sexualstörungen des Mannes

Fortschritte der Psychotherapie
Manuale für die Praxis

herausgegeben von
**Prof. Dr. Dietmar Schulte, Prof. Dr. Klaus Grawe
Prof. Dr. Kurt Hahlweg, Prof. Dr. Dieter Vaitl**

Band 9

Sexualstörungen des Mannes

von

Götz Kockott

und

Eva-Maria Fahrner

Hogrefe · Verlag für Psychologie
Göttingen · Bern · Toronto · Seattle

Sexualstörungen des Mannes

von

Götz Kockott
und
Eva-Maria Fahrner

Hogrefe · Verlag für Psychologie
Göttingen · Bern · Toronto · Seattle

Prof. Dr. med. Götz Kockott, geb. 1935. 1953-1959 Studium der Medizin in Berlin. 1959 Promotion. 1967-1980 am Max-Planck-Institut für Psychiatrie in München tätig, zuletzt als stellvertretender Leiter der Poliklinik. 1980 Habilitation. Seit 1986 apl. Professor. 1981-1990 Ober-arzt und Leiter der psychiatrischen Poliklinik und seit 1990 leitender Oberarzt der psychiatrischen Klinik rechts der Isar der Technischen Universität München.

Dr. rer. nat. Eva-Maria Fahrner, geb. 1952. 1972-1979 Studium der Psychologie in Tübingen. 1979-1982 Forschungsstipendiatin am Max-Planck-Institut für Psychiatrie in München. 1984 Promotion. 1983-1985 Forschungsassistentin an der Psychiatrischen Klinik der Technischen Universität München. 1985-1987 Wissenschaftliche Mitarbeiterin und 1987-1994 Leiterin einer Forschungsgruppe am IFT – Institut für Therapieforschung, München. Seit 1994 Projekt-Coaching in Unternehmen und niedergelassen in eigener Praxis als Verhaltenstherapeutin tätig.

Wichtiger Hinweis: Der Verlag hat für die Wiedergabe aller in diesem Buch enthaltenen Informationen (Programme, Verfahren, Mengen, Dosierungen, Applikationen etc.) mit Autoren bzw. Herausgebern große Mühe darauf verwandt, diese Angaben genau entsprechend dem Wissensstand bei Fertigstellung des Werkes abzudrucken. Trotz sorgfältiger Manuskriptherstellung und Korrektur des Satzes können Fehler nicht ganz ausgeschlossen werden. Autoren bzw. Herausgeber und Verlag übernehmen infolgedessen keine Verantwortung und keine daraus folgende oder sonstige Haftung, die auf irgendeine Art aus der Benutzung der in dem Werk enthaltenen Informationen oder Teilen davon entsteht. Geschützte Warennamen (Warenzeichen) werden nicht besonders kenntlich gemacht. Aus dem Fehlen eines solchen Hinweises kann also nicht geschlossen werden, daß es sich um einen freien Warennamen handele.

Die Deutsche Bibliothek – CIP-Einheitsaufnahme

Ein Titeldatensatz für diese Publikation ist bei Der Deutschen Bibliothek erhältlich.

© by Hogrefe-Verlag, Göttingen • Bern • Toronto • Seattle 2000
Rohnsweg 25, D-37085 Göttingen

http://www.hogrefe.de
Aktuelle Informationen • Weitere Titel zum Thema • Ergänzende Materialien

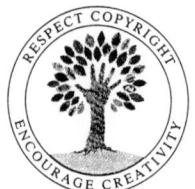

Das Werk einschließlich aller seiner Teile ist urheberrechtlich geschützt. Jede Verwertung außerhalb der engen Grenzen des Urheberrechtsgesetzes ist ohne Zustimmung des Verlages unzulässig und strafbar. Das gilt insbesondere für Vervielfältigungen, Übersetzungen, Mikroverfilmungen und die Einspeicherung und Verarbeitung in elektronischen Systemen.

Satz: Druckvorlagen Bernert, Göttingen
Druck: Schlütersche GmbH & Co. KG Verlag und Druckerei
Printed in Germany
Auf säurefreiem Papier gedruckt

ISBN 3-8017-1006-8

Inhaltsverzeichnis

Einleitung 1

Sexuelle Funktionsstörungen

1	**Beschreibung der Funktionsstörungen**	2
1.1	Die Störungsbilder	2
1.1.1	Definitionen	2
1.1.2	Inhaltliche Beschreibung der einzelnen Störungsbilder	3
1.1.3	Sexuelle Unlust (Sexuelle Appetenzstörungen)	4
1.1.4	Erektionsstörungen	5
1.1.5	Ejakulationsstörungen	5
1.1.6	Dyspareunie	7
1.1.7	Formale Beschreibungskriterien	7
1.2	Differentialdiagnostik	8
1.2.1	Körperliche Erkrankungen	8
1.2.2	Pharmaka	10
1.2.3	Psychopharmaka	11
1.2.4	Andere psychische Störungen	12
1.3	Epidemiologie	13
1.3.1	Allgemeinbevölkerung	13
1.3.2	Klinische Stichproben	15
1.4	Verlauf und Prognose	16
1.5	Das übliche, nicht gestörte Sexualverhalten	17
1.5.1	Biologische Grundlagen	17
1.5.2	Das zur Zeit übliche Sexualverhalten	21
1.5.2.1	Sexuelles Verhalten	21
1.5.2.2	Sexuelle Phantasien	22
1.5.3	Sexualität in verschiedenen Lebensabschnitten	23
1.5.3.1	Jugendsexualität	23
1.5.3.2	Die Sexualität im höheren Lebensalter	24
2	**Störungstheorien und -modelle**	26
2.1	Entstehungsbedingungen	27
2.2	Aufrechterhaltende Faktoren	28
2.3	Erklärungsmodell	31

3	**Diagnostik und Therapieplanung**	33
3.1	Voraussetzungen für das Gespräch	33
3.2	Gesprächsführung	34
3.2.1	Ablauf des Gesprächs	34
3.2.2	Vor- und Nachteile verschiedener Fragearten	35
3.2.3	Einbeziehung der Partnerin	36
3.3	Verhaltensanalyse	37
3.3.1	Was ist das sexuelle Problem?	38
3.3.2	Zusammenhang mit anderen Problembereichen	40
3.3.3	Derzeitiges Sexualverhalten	41
3.3.4	Lerngeschichte	43
3.3.5	Therapiemotivation	45
3.4	Therapieplanung	45
3.4.1	Beratung oder Therapie?	45
3.4.2	Partnertherapie oder Sexualtherapie?	46
3.4.3	Psychische oder organische Verursachung?	47
4	**Sexualberatung**	49
4.1	Häufige Beratungsthemen	49
4.1.1	Informationslücken	49
4.1.2	Einstellungsveränderungen	51
4.1.3	Probleme in der sexuellen Kommunikation	52
4.1.4	Besonderheiten in verschiedenen Lebensaltersstufen	52
4.1.5	Information über Therapiemöglichkeiten	54
4.2	Sexualstörungen und andere Erkrankungen	55
4.2.1	Körperliche Krankheiten	55
4.2.2	Psychische Erkrankungen	59
4.3	Methodik und Praxis der Beratung	61
4.3.1	Beratung des Paares	62
4.3.2	Mögliche Therapeutenfehler in der Beratung	64
5	**Behandlung**	65
5.1	Psychotherapie der Sexualstörungen	65
5.1.1	Historische Entwicklung der Sexualtherapie	65
5.1.2	Grundlagen und Ziele der Sexualtherapie	67
5.1.3	Das therapeutische Vorgehen bei Erektionsstörungen	69
5.1.3.1	Spezifische Aspekte	69
5.1.3.2	Sensate Focus	70
5.1.3.3	Spezielle Therapiemethoden	73

5.1.4	Das therapeutische Vorgehen bei Ejakulationsstörungen	75
5.1.4.1	Spezifische Aspekte	75
5.1.4.2	Spezielle Therapiemethoden	76
5.1.5	Therapie bei anderen psychosexuellen Störungen	80
5.1.5.1	Störungen der sexuellen Appetenz	80
5.1.5.2	Verzögerter Orgasmus, Anorgasmie	81
5.1.6	Effektivität und Prognose	82
5.2	Sexualtherapie für Männer ohne Partnerin	82
5.2.1	Probleme der Einzelpatienten	82
5.2.2	Therapieschritte bei Erektionsstörungen	84
5.2.3	Therapieschritte bei Ejakulationsstörungen	86
5.3	Somatische Behandlungsmethoden	88
5.3.1	Orale Medikation und mechanische Hilfsmittel (nicht-invasive Behandlungen)	89
5.3.2	Injektionen und Operationen (teil-invasive und invasive Behandlungen)	93

Weitere Sexualstörungen

6	**Sexuelle Deviationen, Paraphilien**	**95**
6.1	Die Störungsbilder	95
6.2	Diagnostik, Epidemiologie, Verlauf und Prognose	97
6.3	Störungstheorien	100
6.4	Behandlungsmöglichkeiten	101
6.4.1	Beratung	101
6.4.2	Medikamentöse Behandlung	102
6.4.3	Psychotherapie	103
6.4.4	Das verhaltenstherapeutische Vorgehen	105
6.4.5	Reduktion bzw. Kontrolle über sexuell deviantes Verhalten	106
6.4.6	Verbesserung bzw. Aufbau üblichen, nicht devianten sexuellen Verhaltens	107
6.4.7	Verbesserung bzw. Aufbau sozialer Fertigkeiten und interpersoneller Kommunikation	107
6.4.8	Rückfallprävention	108
6.4.9	Empirische Belege über die Therapie-Effektivität	108

Exkurs

7	**Homosexualität**	109
7.1	Beschreibung und Diagnostik	109
7.2	Erscheinungsformen	110
7.3	Entstehungstheorien	111
7.4	Beratung	112
7.4.1	Homosexuelle Episoden in der Pubertät	112
7.4.2	Coming-out-Phase	113
7.4.3	Homosexuelle mit Schwierigkeiten, ihre Homosexualität zu akzeptieren	114
8	**Weiterführende Literatur**	115
9	**Literatur**	115

Karten:
Leitfaden zur Diagnostik und Verhaltensanalyse
Behandlung von Erektionsstörungen
Behandlung von frühem Samenerguß

Einleitung[1]

Sexuelle Schwierigkeiten sind häufig. In einer demographisch repräsentativen Untersuchung aus jüngster Zeit gaben 31 % der Befragten an, im letzten Halbjahr sexuelle Probleme erlebt zu haben, 10 % der Gesamtstichprobe suchten deshalb therapeutische Hilfe auf. Man nimmt an, daß 20 % der Patienten, die sich wegen psychischer Probleme in eine ambulante Behandlung begeben, therapiebedürftige sexuelle Störungen haben. Sexuelle Störungen entwickeln sich auch im Rahmen einer Reihe körperlicher Erkrankungen, wie zum Beispiel bei Diabetes mellitus und bei Herz-Kreislauf-Erkrankungen. In der „Massachussets Male Aging Study" hatte ein hoher Anteil der Männer moderate oder ausgeprägte Erektionsstörungen, deren Häufigkeit mit steigendem Lebensalter und steigender Häufigkeit körperlicher Erkrankungen zunahm.

Das Bedürfnis der Patienten nach Beratung und therapeutischer Hilfe ist groß. Aber vielen fällt es noch immer schwer, über sexuelle Themen zu sprechen. Die Mehrzahl der Psychologen und Ärzte ist darauf nicht ausreichend vorbereitet. Außerdem beschäftigen sich zu wenige mit der Sexualität ihrer Patienten. Das Buch soll helfen, dieses Defizit zu verringern; es ist für Psychotherapeuten und psychotherapeutisch interessierte Psychologen und Ärzte geschrieben, die auch im Bereich der Sexualität ihrem Patientenklientel gerecht werden wollen.

Entsprechend der Häufigkeit stehen in diesem Buch die vorwiegend psychisch bedingten sexuellen Funktionsstörungen des Mannes und die psychischen Aspekte vorwiegend körperlich bedingter sexueller Probleme im Vordergrund. Dabei wird auch auf die neueren körperlichen Behandlungsmethoden eingegangen. Die sexuellen Deviationen und die Homosexualität werden orientierend besprochen, so daß mit den gegebenen Informationen beratende Gespräche geführt werden können. Die sexuelle Delinquenz und die Transsexualität werden nicht dargestellt, weil Männer mit diesen Störungsbildern ganz spezifische Therapie benötigen, die eine gesonderte Darstellung erfordern (siehe Clement & Senf, 1996; Marshall et al., 1998).

Die berufliche Tätigkeit im Bereich gestörter Sexualität ist sehr erfüllend. Zum einen fordert die Arbeit in einem typisch psychosomatischen Gebiet ständig zu stimulierender enger Zusammenarbeit mit benachbarten Disziplinen heraus, insbesondere mit Fachärzten der Inneren Medizin, der Andrologie und der Gynäkologie. Zum anderen ist die Dankbarkeit der Patienten groß, wenn sie endlich einen Gesprächspartner gefunden haben, der gewillt ist, ihnen in einem immer noch mit vielen Tabus belegten Bereich zu helfen.

---

[1] Danksagung: Wir danken Frau Karin Steffens-Strohschön für die tatkräftige Mithilfe bei der Fertigstellung des Manuskripts.

1 Beschreibung der Funktionsstörungen

1.1 Die Störungsbilder

1.1.1 Definitionen

Sexuelle Dysfunktionen

Funktionelle Sexualstörungen

Als *sexuelle Funktionsstörungen* werden auf Vorschlag von Sigusch (1980, 1996) im Sinne eines Oberbegriffs alle Beeinträchtigungen der sexuellen Funktion bezeichnet, unabhängig von ihrer angenommenen oder nachgewiesenen Genese. *Sexuelle Dysfunktionen* sind jene Störungen, bei denen eine vorwiegende oder ausschließliche körperliche Ursache gesehen wird. Unter *funktionellen Sexualstörungen* werden Beeinträchtigungen verstanden, die als psychisch bedingt angenommen werden.

> **Genauer werden die *funktionellen Sexualstörungen* definiert als:**
> - Beeinträchtigungen im sexuellen Verhalten, Erleben und/oder in den physiologischen Reaktionsweisen,
> - die eine für beide Partner befriedigende sexuelle Interaktion behindern oder unmöglich machen,
> - obwohl die organischen Voraussetzungen dazu vorhanden sind (ansonsten: organisch bedingte Sexualstörungen)
> - und keine Fixierung auf unübliche Sexualziele oder -objekte vorliegt (ansonsten: Paraphilien/sexuelle Deviationen).

> **Beachte:** Sexuelle Deviationen gehören nicht zu den funktionellen Sexualstörungen. Interessierten wird für diese Störungsbilder in Kapitel 6 des Buches eine erste Einführung in die Diagnostik und die Möglichkeiten der Therapie gegeben.

Kriterien für eine Störung

Für die Diagnose einer funktionellen Sexualstörung wird gefordert, daß sie ständig vorhanden ist oder wiederholt auftritt. Neu ist im DSM-IV das Kriterium, daß die Störung eine erhebliche Belastung (Leidensdruck) darstellt oder zwischenmenschliche Probleme verursacht. Durch dieses zusätzliche Kriterium bekommt die Beurteilung der Schwierigkeiten durch den Patienten selbst ein größeres Gewicht bei der Diagnosestellung. Das ist sinnvoll, da die Bewertung einer sexuellen Problematik durchaus von Fach- und Patientenseite unterschiedlich sein und damit zu unterschiedlichen Entscheidungen bezüglich einer Behandlungsnotwendigkeit führen kann. Aus epidemiologischen Studien ist z. B. bekannt, daß sexuelle Probleme eine hohe Prävalenz aufweisen, im Vergleich dazu professionelle Hilfe jedoch sehr viel seltener gesucht wird. Offensichtlich gelingt es einer gewissen Anzahl von Personen, sich mit ihrer beeinträchtigten sexuellen Funktionsfähigkeit zu arrangieren und ihr Sexualleben trotzdem zufriedenstellend zu erleben.

1.1.2 Inhaltliche Beschreibung der einzelnen Störungsbilder

In Tabelle 1 werden die einzelnen Störungsbilder kurz beschrieben und die jeweiligen ICD- bzw. DSM-Nummern für die (vorwiegend) nicht-körperlich bedingten Störungen angegeben. Der Abbildung ist zu entnehmen, daß – im Gegensatz zu anderen psychischen Störungen – die sexuellen Funktionsstörungen nach „Phasen" unterschieden werden. Die inhaltliche Einteilung und Beschreibung erfolgt danach, in welcher Phase der sexuellen Erregung sie auftreten (sexueller Reaktionszyklus). *Aufgliederung nach Phasen*

Unter lerntheoretischen Gesichtspunkten wird der sexuelle Reaktionszyklus als Verhaltenskette mit folgenden Abschnitten gesehen: sexuelle Annäherung (d.h. Beginn sexueller Aktivität und Reaktionen darauf), sexuelle Stimulation (Zärtlichkeiten, körperlicher Kontakt, Vorspiel), Einführung des Penis und Koitus, Orgasmus, die Zeit nach dem Orgasmus (Nachspiel). Die meisten Überlegungen zum sexuellen Reaktionszyklus basieren auf Konzepten und Untersuchungen, die von Ellis (1906), Masters und Johnson (1967) und Kaplan (1974) stammen. Nach ihnen werden vier Phasen unterschieden: Appetenzphase, Erregungsphase, Orgasmusphase und Entspannungsphase (vgl. Kapitel 1.5.1). *Sexueller Reaktionszyklus*

Tabelle 1:
Sexuelle Funktionsstörungen des Mannes in den verschiedenen Phasen der sexuellen Interaktion (mit Angabe der ICD-10- bzw. DSM-IV-Nummern für die nicht (ausschließlich) körperlich bedingten Störungen)

Phasen	Störungen	ICD-10	DSM-IV
1. Appetenz	Anhaltende und deutliche Minderung des sexuellen Verlangens	F 52.0	302.71
	Sexuelle Aversion, sexuelles Vermeiden	F 52.1	302.79
2. Erregung	Erektionsstörungen: Erektion im Hinblick auf Dauer und Stärke nicht ausreichend für befriedigenden Geschlechtsverkehr	F 52.2	302.72
	Schmerzen beim Geschlechtsverkehr (Dyspareunie)	F 52.6	302.76
3. Orgasmus	Vorzeitige Ejakulation: Samenerguß schon vor dem Einführen des Penis in die Scheide, beim Einführen oder unmittelbar danach	F 52.4	302.75
	Ausbleibende Ejakulation: Trotz voller Erektion und intensiver Reizung kein Samenerguß, Anorgasmie	F 52.3	302.74
	Ejakulation ohne Orgasmus: Samenerguß ohne Lust und Orgasmusgefühl	F 52.11	302.70
4. Entspannung	Nachorgastische Verstimmung: Gereiztheit, innere Unruhe, Schlafstörungen, Depressionen, Weinanfälle, Mißempfindungen im Genitalbereich usw.		

Es ist wichtig, das Künstliche der Unterteilung des menschlichen sexuellen Reaktionszyklus im Auge zu behalten. Die Aufgliederung der sexuellen Interaktion hilft dem Therapeuten jedoch, bei der Diagnostik genauer zu analysieren, wann (d. h. in welcher Phase) die Sexualität seines Patienten problematisch wird. Dem Patienten hilft es, seiner für ihn unüberschaubaren Problematik nicht mehr total verständnislos gegenüberzustehen, sondern möglicherweise auch Bereiche seiner Sexualität zu finden, die befriedigend erlebt werden. Auch die gebräuchlichen Klassifikationssysteme (ICD-10 und DSM-IV) gehen mehr oder weniger nach dieser Einteilung vor.

1.1.3 Sexuelle Unlust (Sexuelle Appetenzstörungen)

Primäre Störung

Geringes sexuelles Interesse zeigt sich in dem Mangel, sexuelle Aktivitäten zu initiieren oder auf die Aktivitäten der Partnerin einzugehen. Die sexuellen Reaktionen können dabei normal verlaufen. Zum Problem wird sexuelle Lustlosigkeit meistens erst, wenn sich die betroffene Partnerin beklagt. Diagnostisch wichtig ist die Unterscheidung, ob es sich um eine primäre oder sekundäre Störung handelt. Hat der Patient noch nie, in keiner Situation, keinem Menschen gegenüber sexuelles Verlangen gezeigt? Das Nachlassen eines früher vorhandenen sexuellen Interesses kommt öfter vor als eine primäre Störung. Schwelende oder offene Partnerschaftskonflikte wirken sich negativ auf die Sexualität aus; Machtkämpfe in der Partnerschaft können über diesen Bereich ausgetragen werden. Beides kann das sexuelle Interesse dämpfen. Sexuelle Unlust kann auch Ausdruck eines angstbedingten Vermeidungsverhaltens sein. Bei Männern im mittleren Lebensalter

Sekundäre Störung

findet man sexuelles Desinteresse häufig als sekundäres Problem, z. B. bedingt durch gesundheitliche Probleme oder durch Unzufriedenheit im beruflichen oder privaten Leben.

Sexuelle Aversion

Sexuelle Appetenzstörungen können sich auch in sexueller Aversion manifestieren. Dies äußert sich in deutlich unangenehmen Gefühlen bis hin zu Ekel schon bei der Vorstellung an eine sexuelle Beziehung. Furcht, Angst oder Ablehnung der Partnerin können zu so stark ausgeprägten Vermeidungsreaktionen führen, daß sie in aversives Erleben übergehen. Das wird in den neuen Diagnosesystemen DSM-IV und ICD-10 als Untergruppe gesondert klassifiziert.

Störungen der sexuellen Lust sind bei Männern seltener als bei Frauen, werden aber in den letzten Jahren häufiger angegeben.

1.1.4 Erektionsstörungen

Die Erektion entwickelt sich für die gewünschte sexuelle Aktivität nicht stark genug, überhaupt nicht oder sie hält nicht lange genug an. Häufig ist die Erektion während des Vorspiels voll ausreichend, läßt aber im Moment der versuchten Vereinigung deutlich nach. Dieser Ablauf ist ein wichtiger Hinweis auf eine psychische Bedingtheit. Entwickelt sich während des Petting die Erektion nur sehr schwach und schwankend oder kommt gar nicht zustande und besteht die Symptomatik durchgängig, d. h. auch bei der Masturbation und den morgendlichen Erektionen, dann ist eine körperliche Ursache zu vermuten. Vor allem in dieser Situation und bei primären Erektionsstörungen sollten differentialdiagnostisch organische Ursachen durch eine urologische bzw. andrologische Untersuchung ausgeschlossen werden. Weiterhin ist wichtig, auf mögliche Probleme der sexuellen Orientierung, der Geschlechtsidentität und der soziosexuellen Kompetenzen einzugehen.

Bei den häufigeren sekundären Erektionsstörungen muß in der Sexualanamnese genau auf den Verlauf der Störung eingegangen werden, um mögliche Auslöser identifizieren zu können. Hier können außer Partnerschaftskonflikten mögliche Lebensereignisse eine Rolle spielen, die so entscheidend sind, daß zunächst diese Problembereiche bearbeitet werden müssen und Sexualtherapie (noch) nicht indiziert ist.

Sekundäre Störung

1.1.5 Ejakulationsstörungen

Die verschiedenen Formen von Ejakulationsschwierigkeiten können in Störungen unterteilt werden, in denen zeitliche Veränderungen des Ejakulationsprozesses auftreten und in solche, bei denen der Ejakulationsprozeß selbst gestört ist. Zu Problemen der letzteren Art gehört die retrograde Ejakulation (Ejakulation in die Blase) und die Ejakulation ohne Orgasmus. Da diese Formen selten und meistens körperlich bedingt sind, wird hierauf nicht weiter eingegangen.

Störung des Ejakulationsprozesses

Die Probleme, in denen das vorwiegende Problem die zeitliche Veränderung des Ejakulationsprozesses ist, kann man auch als Orgasmusstörungen des Mannes bezeichnen, da der Zeitpunkt des Orgasmuserlebens verändert ist, der Ejakulationsprozess selbst aber nicht.

Veränderung des Ejakulationsprozesses

- *Vorzeitiger Samenerguß (Ejaculatio praecox, vorzeitiger Orgasmus)*

Die Übergänge eines als rasch aber nicht gestört erlebten Geschlechtsverkehrs zur vorzeitigen Ejakulation sind fließend. Am besten definiert man den vorzeitigen Orgasmus des Mannes als eine Störung, bei der der Patient

Diagnostische Kriterien kaum oder keine Kontrolle über den zeitlichen Ablauf seines Ejakulationsprozesses besitzt. In der Sexualforschung gibt es keine einheitliche Definition, was „zu früh" ist. Zusätzlich zu einer genauen Analyse des Zeitpunkts, d. h. ob der Samenerguß schon vor dem Einführen des Penis in die Scheide, beim Einführen oder unmittelbar danach stattfindet, sind deshalb die subjektive Zufriedenheit und eigene Einschätzung des Problems durch den Mann und durch seine Partnerin wichtige Kriterien für die Diagnose. Es wird deshalb in der Literatur auch vorgeschlagen, nicht mehr von vorzeitigem Samenerguß, sondern von „frühem" Samenerguß zu sprechen (McCarthy, 1989).

Primäre Störung Vorzeitiger Samenerguß kommt meistens als primäre Sexualstörung vor. Eine Annahme zur Entstehung der Ejaculatio praecox ist, daß diese Männer im Gegensatz zu anderen im Laufe ihres beginnenden partnerschaftlichen Sexuallebens nicht gelernt haben, ihre Ejakulation zu kontrollieren, z. B. weil die ersten sexuellen Erfahrungen unter ungünstigen äußeren oder emotionalen Umständen gemacht wurden. Auch eine Veranlagung hierzu wird diskutiert. Einige Männer entwickeln eine sekundäre Störung, d. h.

Sekundäre Störung nach einer Zeit, in der sie die Ejakulation kontrollieren konnten, können sie dies nicht mehr. Einer der häufigsten Gründe dafür ist sehr seltener Geschlechtsverkehr. Möglicherweise kann das Problem aber auch ein Zeichen für verschiedene Probleme in der Partnerschaft sein, wie z. B. Unzufriedenheit mit der sexuellen Beziehung, Ängstlichkeit bezüglich der Sexualität, Überforderung durch die sexuelle Erregung der Partnerin. Weiterhin können situative Faktoren, wie Streß, Angst und Befürchtungen bezüglich der Erektionsfähigkeit, den Ejakulationszeitpunkt negativ beeinflussen.

- *Stark verzögerter oder ausbleibender Orgasmus*

Die Symptomatik ist selten. Der Mann kommt erst nach sehr langem Geschlechtsverkehr oder überhaupt nicht zum Orgasmus. Der Versuch, den Höhepunkt zu erreichen, endet häufig für beide Partner mit körperlicher Erschöpfung und Unzufriedenheit. Die Problematik kann Ausdruck einer

Ursachen aus den unterschiedlichsten Gründen bedingten massiven Gehemmtheit des Mannes sein (Bindungsangst), oder er hat sexuell deviante Phantasien. Es ist wichtig, die Einnahme von Pharmaka (insbesondere Psychopharmaka) und den Gebrauch oder möglicherweise Mißbrauch von Alkohol genau abzuklären, da eine verzögerte Ejakulation dadurch bedingt sein kann. Im höheren Lebensalter kann das Problem auch auftreten, ist aber als normales Ereignis einzustufen, wenn die Verzögerung nicht zu ausgeprägt ist.

1.1.6 Dyspareunie

Eine Dyspareunie, d. h. Schmerzen während des Sexualverkehrs, tritt bei Männern wesentlich seltener auf als bei Frauen. Als erstes müssen bei diesem Störungsbild mögliche organische Verursachungen wie Phimose, Entzündungen des Harnleiters oder der Prostata ausgeschlossen werden. Mögliche psychische Verursachungen sind in Verkrampfungen der an der Ejakulation beteiligten Muskeln zu suchen (z. B. beim Versuch, die Ejakulation zurückzuhalten). Weiterhin können Schmerzen mit dem Störungsbild des stark verzögerten oder ausbleibendem Orgasmus in Zusammenhang stehen (z. B. zwanghaftes Bemühen, mit allen Mitteln zum Orgasmus zu gelangen).

Seltene Störung

1.1.7 Formale Beschreibungskriterien

Unter praktischen, d. h. therapierelevanten Gesichtspunkten hat es sich bewährt, die sexuellen Funktionsstörungen außer nach inhaltlichen Gesichtspunkten auch nach formalen zu beschreiben. Formale Beschreibungskriterien sind:
- die Häufigkeit der Problematik (immer oder gelegentlich?),
- die Umstände und Bedingungen ihres Auftretens (wo, wie, mit wem?),
- die Dauer (seit wann?),
- Schweregrad (Ausprägung, subjektive Belastung).

Einige formale Merkmale sind herauszuheben, da sie wichtige diagnostische Hinweise geben:

- *Primär – Sekundär*

Primär ist eine Störung, die seit Beginn sexueller Aktivitäten an besteht; als sekundär wird eine Störung bezeichnet, die nach einer Periode normaler Funktion auftritt. Sekundäre Störungen haben häufiger explorierbare Auslöser.

Wichtige diagnostische Hinweise

- *Generalisiert – Situationsabhängig*

Situationsabhängige Störungen treten nur bei bestimmten sexuellen Aktivitäten auf, z. B. nur beim Koitusversuch, nicht aber bei der Masturbation oder anderen sexuellen Praktiken. Die Situationsabhängigkeit ist ein deutlicher Hinweis auf eine psychisch bedingte Problematik. Als generalisiert werden solche Störungen bezeichnet, die bei jeder Form einer sexuellen Aktivität auftreten. Das spricht eher für eine körperliche Ursache oder für eine besonders schwere Problematik, die sich generalisiert hat.

- *Partnerabhängig – Partnerunabhängig*

Partnerabhängige Störungen, die nur bei einer bestimmten Partnerin auftreten, sind ein starkes Indiz für Schwierigkeiten in dieser Partnerschaft.

1.2 Differentialdiagnostik

Sexuelle Funktionsstörungen des Mannes können neben einer spezifischen Psychogenese (s. Kapitel 2) verschiedene weitere Ursachen haben. Das sind vor allem körperliche Erkrankungen, Nebenwirkungen von Pharmaka und andere psychische Störungen. Wenn solche zusätzlichen Ursachen bestehen, ist es nötig abzuklären, wie stark ihr Einfluß ist.

Daraus können sich folgende Therapieentscheidungen ergeben:

- Behandlung der Grundkrankheit oder Veränderung der Medikation; dadurch wird eine Besserung/Beseitigung der sexuellen Problematik erwartet.
- Eine zusätzliche Therapie der sexuellen Problematik ist notwendig, da die Behandlung der Grundkrankheit oder die Medikationsveränderung nicht ausreichend sein wird bzw. der ursächliche Einfluß der Grundkrankheit nicht sehr entscheidend ist, oder mehrere psychische Störungen sind parallel zu behandeln (z. B. Psychotherapie der Partnerschaft und der sexuellen Störung, s. Kapitel 5.1).
- Die Sexualproblematik bedarf einer Sexualberatung, da die sexuelle Störung trotz ihrer zusätzlichen Behandlung nicht (vollständig) zu beseitigen sein wird (z. B. bei irreversiblen körperlichen Ausfallserscheinungen (s. Kapitel 4.2).

1.2.1 Körperliche Erkrankungen

Organogenese versus Psychogenese

Je älter der Patient ist, desto eher muß an körperliche (Teil-)Ursachen gedacht werden. Es geht also um die Frage der *Organogenese* der Störung. Aber: Kann man so überhaupt fragen?

„Die sexuelle Reaktionsfähigkeit ist ein psychosomatischer Prozeß, d. h., bei der Entstehung von sexuellen Funktionsstörungen sind psychische und somatische Prozesse meist gemeinsam beteiligt" (ICD-10). Sexuelle Funktionsstörungen sind also multifaktoriell bedingt. In einem „Ursachenbündel" greifen häufig körperliche und psychische Bedingungen ineinander. Dann ist eine Entscheidung im Sinne eines „entweder psychisch bedingt oder körperlich verursacht" nicht zu treffen. Hierfür zwei Beispiele:

- Bei Diabetikern mit Erektionsstörungen wurden in einer eigenen Untersuchung (Kockott, 1981) erhebliche sexuelle Versagensängste festgestellt. Die psychische Komponente verstärkte deutlich die diabetesbedingte Sexualproblematik.
- Eine französische Arbeitsgruppe behandelte 23 erektionsgestörte Patienten mit pathologischen Angiogrammen der Beckenarterien konservativ mit Psychotherapie und/oder gefäßerweiternden Mitteln. Nach sechs Monaten fanden sich leichte bis deutliche Besserungen, auch bei alleiniger Psychotherapie (Buvat et al., 1983).

Das zweite Beispiel unterstreicht die in letzter Zeit oft geäußerten Zweifel, ob eine nachgewiesene Organpathologie immer auf die entscheidende Ursache einer sexuellen Störung hinweist.

Wenn sexuelle Störungen vorwiegend körperlich bedingt sind, verursachen sie meistens spezifische sexuelle Ausfallserscheinungen (siehe hierzu auch die Darstellungen bei den einzelnen Krankheitsbildern). Körperliche Erkrankungen, die häufig zu sexuellen Schwierigkeiten bei Männern führen, sind in Tabelle 2 aufgeführt.

Tabelle 2:
Körperliche Erkrankungen als (Teil-)Ursache

Krankheit	Art der Sexualstörung	vermutete Pathogenese
Diabetes mellitus	Erektionsstörungen, zunächst ohne Appetenzminderung	diabetesbedingte Gefäßstörungen im Genitalbereich
Herz-Kreislaufstörungen, Hypertonie	Erektionsstörungen, zunächst ohne Appetenzminderung	periphere Durchblutungsstörungen im Genitalbereich
Neurologische Erkrankungen 1. Peripheres Nervensystem Multiple Sklerose, Polyneuropathien (Nervenschädigungen), traumat. Rückenmarksschädigungen	Erregungs- und Orgasmusstörungen, zunächst ohne Appetenzminderung	Störungen der nervalen Versorgung des Genitalbereiches und/oder der spinalen Zentren
2. Zentrales Nervensystem Schädel-Hirn-Traumen, Temporallappenschädigungen	Appetenzveränderungen, meist als -minderung	am ehesten Störungen im limbischen System
Urologische Erkrankungen, operative Entfernung der Prostata (Prostatektomie)	retrograde Ejakulation in die Harnblase („trockener Orgasmus"), Erektionsstörungen	Nervenschädigungen im Prostatabereich

● *Diabetes mellitus*

Etwa 50% der Männer hat Erektionsstörungen. Meistens bestehen die Erektionsprobleme kontinuierlich und gehen ohne wesentlichen Appetenzverlust einher. Sie treten unabhängig von der Schwere des Diabetes mellitus oder der Dauer seines Bestehens auf. Die Ursachen sind nicht eindeutig identifiziert. Vieles deutet auf diabetesbedingte Gefäßstörungen hin. Akute

50% der Diabetiker Erektionsstörungen

diabetische Entgleisungen können zu Erektionsstörungen führen, die vor allem mit Appetenzverlust einhergehen.

- *Herz-Kreislauf-Erkrankungen*

Sexuelle Appetenz oft erhalten

Arterielle Gefäßerkrankungen, Bluthochdruck und hoher Nikotingebrauch sind deutliche Risikofaktoren für die Entwicklung gefäßbedingter Erektionsstörungen. Typischerweise ist dabei die sexuelle Appetenz über lange Zeit nicht gemindert.

- *Neurologische Erkrankungen*

Neurologische Erkrankung meist im Vordergrund

Eine Reihe neurologischer Erkrankungen verursacht sexuelle Erregungsstörungen, wie z. B. die Enzephalomyelitis disseminata (multiple Sklerose), Polyneuropathien (periphere Nervenschädigungen) unterschiedlicher Genese, traumatische (verletzungsbedingte) Schädigungen des Rückenmarks oder Hirnschädigungen im Temporallappen; letzteres führt zu Veränderungen des sexuellen Interesses. In der Regel steht die neurologische Symptomatik im Vergleich zur sexuellen Gestörtheit deutlich im Vordergrund.

- *Urologische Erkrankungen*

Prostataoperationen

Die Prostataentfernung, meistens wegen eines Prostata-Karzinoms, hat Auswirkungen auf die Sexualität. Die transvesikale Prostatektomie (Entfernung durch die Harnblase) führt häufig zu einer retrograden Ejakulation in die Harnblase, das Orgasmuserleben bleibt dadurch meistens unbeeinträchtigt. Der Patient erlebt also einen „trockenen Orgasmus" (Orgasmus ohne sichtbaren Samenerguß). Bei einer retropubischen Prostatektomie (Entfernung durch die Bauchhaut) treten Erektionsstörungen in Abhängigkeit von der notwendigen Radikalität des operativen Eingriffs auf. Sie sind jedoch seltener als befürchtet: Etwa die Hälfte der Patienten einer Studie hatte nach der Operation noch partielle Erektionen, ein Viertel konnte gelegentlich einen Koitus vollziehen (Schorsch & Spengler, 1981).

1.2.2 Pharmaka

Pharmaka nur Teilfaktor

Pharmaka verursachen bei manchen Personen sexuelle Probleme. Es gibt fast kein Medikament, von dem nicht im Einzelfall unerwünschte Wirkungen auf den sexuellen Bereich beschrieben worden sind. Bei der überwiegenden Mehrzahl dieser Präparate ist keine Dosisabhängigkeit für das Auftreten von sexuellen Störungen bekannt. Deshalb müssen andere Faktoren zumindest mitverursachend sein. Sie können in der Erkrankung liegen, die zu behandeln ist, oder in anderen noch nicht bekannten Faktoren. Das

Medikament allein ist wohl niemals die ausschließliche Ursache. Zwischen der medikamentösen Behandlung einer Erkrankung und der Erkrankung selbst besteht in der Verursachung sexueller Probleme fast immer ein Zusammenhang: 17 % unbehandelter Hypertoniker und 25 % behandelter Hypertoniker leiden an Erektionsstörungen (signifikante Differenz). Beide Prozentzahlen liegen signifikant höher als die Häufigkeit in der Normalbevölkerung (Bulpitt et al., 1976).

Die bisher zur Verfügung stehenden Daten sind nicht ausreichend, um ein eindeutiges Bild über die Häufigkeit und das Ausmaß sexueller Veränderungen durch Pharmaka zu erhalten, man kann nur Hinweise auf wahrscheinliche Zusammenhänge geben. Die wichtigsten Pharmakagruppen (Unterteilung nach Hauptanwendungsgebieten), die gehäuft sexuelle Störungen verursachen können, sind in Tabelle 3 aufgeführt.

Tabelle 3:
Pharmaka als (Teil-)Ursache (aufgelistet nach Hauptanwendungsgebieten)

Pharmakon-Gruppe	Art der Sexualstörung	vermutete Einwirkung
Herz-Kreislauf-Medikamente, Antihypertensiva (z. B. Beta-Rezeptorenblocker)	Appetenzminderung	wahrscheinlich vorwiegend zentralnervös, auch peripher
Hormone, Hormon „dämpfer" (z. B. Cyproteronacetat, Androcur ®)	Appetenzminderung	„dämpfend" auf die Hypophysen-Gonaden-Achse
Antiepilektika (z. B. Carbamazepin)	Appetenzminderung	wahrscheinlich vorwiegend zentralnervös, auch peripher?
Sedativa, Hypnotika (z. B. Barbiturate)	Appetenzminderung	
Neuroleptika (z. B. Thioridazin)	Orgasmusverzögerung	
Antidepressiva, (z. B. Paroxetin)	Orgasmusverzögerung	

1.2.3 Psychopharmaka

Bei den Neuroleptika scheinen Phenothiazine zu einer Reduktion der sexuellen Appetenz, zur Ejakulationsverzögerung (vor allem Thioridazin: Melleril®) und zu Erektionsstörungen führen zu können. Insgesamt werden aber diese Veränderungen nicht häufig erwähnt. Einige Fallberichte beschreiben Erektionsstörungen, Ejakulationsverzögerung und herabgesetzte sexuelle Appetenz unter Butyrophenonen (z. B. Haloperidol). Sexuelle Störungen unter sonstigen Neuroleptika werden auch nur gelegentlich erwähnt, sind aber wahrscheinlich häufiger. Über die neuen sogenannten atypischen Neuroleptika ist bisher nichts bekannt.

Neuroleptika

Antidepressiva: Orgasmusverzögerung

Die Angaben über Nebenwirkungen von Antidepressiva auf die Sexualität sind sehr uneinheitlich. Gut kontrollierte Studien sind rar. Danach scheinen sexuelle Funktionsstörungen unter Antidepressiva öfter als unter Placebobehandlung zu sein. Unter den selektiven Serotonin-Wiederaufnahmehemmern scheinen sexuelle Störungen gehäuft aufzutreten, insbesondere in Form einer Verzögerung der Orgasmus- und Ejakulationsfähigkeit (vor allem Paroxetin). Dagegen scheinen die selektiven MAO-Hemmer und Nefazodon die Sexualität weniger zu belasten.

1.2.4 Andere psychische Störungen

An folgende psychische Störungen ist besonders zu denken (Tabelle 4):

Tabelle 4:
Andere psychische Störungen als (Teil-)Ursache

Störungsbild	Art der Sexualstörung	vermutete Pathogenese
Depression (psychotische)	Appetenzminderung	Teilsymptom der depressiven Gesamtsymptomatik
Psychose (Schizophrenie)	Appetenzminderung	Ausdruck der Beziehungsstörung?
Abhängigkeiten (Alkoholismus)	Appetenzminderung und Erektionsstörungen	z. T. direkte Wirkung der Droge (Alkohol), z. T. reaktiv bedingt
Paraphilie (auch Homosexualität)	fehlende sexuelle Befriedigung, evtl. Erektionsstörung	andersartige sexuelle Ausrichtung

- *Depression*

Vor allem schwere psychotische Depressionen gehen häufig mit einem Libidoverlust bzw. einem sexuellen Appetenzmangel einher. Bestätigt sich eine Depression, muß die zeitliche Abfolge geklärt werden, da sexuelle Störungen auch sekundär eine Depression verursachen können. Sie bietet dann aber nicht das Bild einer schweren psychotischen Depression.

- *Psychosen*

Appetenzstörungen

Die Ergebnisse einer eigenen Untersuchung (Kockott & Pfeiffer, 1996) an 158 ambulant betreuten psychiatrischen Patienten unter einer Erhaltungsmedikation (100 schizophrene, 58 depressive Patienten) zeigte, daß sexuelle Funktionsstörungen von Patienten, die eine Psychose durchgemacht hatten, oft angegeben wurden (47 %). Vorwiegend handelte es sich um Appetenzstörungen, die nach dem klinischen Expertenurteil meistens multipel bedingt waren. Bei den schizophrenen Patienten ließ sich der störende Einfluß der Erkrankung auf die Sexualität nachweisen.

- *Abhängigkeiten – vor allem Alkoholismus*

Etwa 50% chronisch alkoholkranker Männer hat sexuelle Schwierigkeiten verschiedener Art. Die sexuelle Gestörtheit hat mehrere Ursachen. Der Alkohol senkt direkt den Testosteronspiegel im Blut und die alkoholische Leberschädigung hat indirekt Einfluß auf die Testosteronproduktion, so daß die sexuelle Appetenz gemindert sein kann; alkoholbedingte Gefäßveränderungen können Erektionsstörungen verursachen, und die durch den Alkohol bedingten Persönlichkeitsveränderungen sowie die psychosozialen Auswirkungen eines chronischen Alkoholismus ziehen partnerschaftliche Spannungen nach sich, die den sexuellen Bereich erheblich beeinträchtigen können (Fahrner, 1985).

50% haben sexuelle Probleme

- *Sexuelle Deviation (Paraphilie), Homosexualität*

Eine bisher nicht erkannte oder nicht eingestandene sexuelle Devianz kann bei Aufnahme üblicher heterosexueller Kontakte zu sexuellen Störungen führen. Das gleiche gilt für die Homosexualität. Hinweise auf eine solche andersartige sexuelle Ausrichtung erhält man am ehesten, wenn man die sexuellen Phantasien, insbesondere die Masturbationsphantasien, erfragt.

Bedeutung der Masturbationsphantasien

1.3 Epidemiologie

Angaben zu Prävalenzraten sexueller Funktionsstörungen bei Männern sind aus verschiedenen Gründen schwierig. Insgesamt gibt es wenig methodologisch gute Untersuchungen, die sich mit dieser Thematik beschäftigen. Die meisten Untersuchungen können nicht als repräsentativ für die Allgemeinbevölkerung angesehen werden. Ein weiteres Problem ist, daß unterschiedliche Klassifikationen für die Störungen benutzt werden. Weiterhin ist beim Thema Sexualität von einer hohen sogenannten Dunkelziffer auszugehen: Es ist unbekannt, wie groß die Gruppe derer ist, die ihre sexuellen Probleme nicht angeben.

Hohe Dunkelziffer

Die im folgenden dargestellten Zahlen sollten deshalb als Schätzwerte angesehen werden, die einen gewissen Eindruck über die Häufigkeit der einzelnen sexuellen Funktionsstörungen vermitteln. Die genaue Zahl ist dabei auch nicht so wichtig, wie die Tatsache, daß sexuelle Funktionsstörungen nicht selten sind und in bestimmten klinischen Gruppen relativ häufig auftreten.

1.3.1 Allgemeinbevölkerung

Spector und Carey (1990) sammelten 23 Studien zur Prävalenz und kamen dabei zu folgender Zusammenfassung: Studien an der Allgemeinbevölkerung (ad hoc Stichproben) zeigen, daß 4 bis 9% der Männer Erektionsstörungen, 4 bis 10 % ausbleibende oder verzögerte Ejakulationen und 36 bis 38 % vorzeitige Ejakulationen erleben; klinische Studien ergeben im Gegensatz dazu höhere Zahlen bei Erektionsstörungen und niedrigere bei Ejakulationsstörungen.

Sexuelle Probleme kommen häufig vor

In einer demographisch repräsentativen Untersuchung jüngeren Datums zur Gesundheit und sozialen Situation in den USA wurden zum Thema Sexualität auch einige Fragen gestellt (1410 Männer, 18 bis 59 Jahre; Laumann et al., 1999). Die Autoren geben ein relativ häufiges Auftreten von sexuellen Störungen (31 %) an. Inwieweit es sich dabei allerdings um klinisch relevante sexuelle Dysfunktionen handelt, kann aufgrund der wenigen Fragen zur Sexualität nicht festgestellt werden; jedoch suchten 10 % der Befragten professionelle Hilfe auf. Abgesehen von den Zahlen zur Prävalenz ist bei dieser Untersuchung interessant, welche spezifischen Risikofaktoren für das Erleben sexueller Probleme herausgearbeitet wurden. Genannt werden: emotionaler Streß, ein herabgesetzter körperlicher und/oder psychischer Allgemeinzustand, Verschlechterung der ökonomischen Situation, nicht verheiratet zu sein sowie sexuelle Kontakte als Kind mit einem Erwachsenen.

Alter spielt wichtige Rolle

Mit steigendem Alter wurde eine Zunahme von Erektionsstörungen und eine Abnahme des sexuellen Interesses festgestellt.

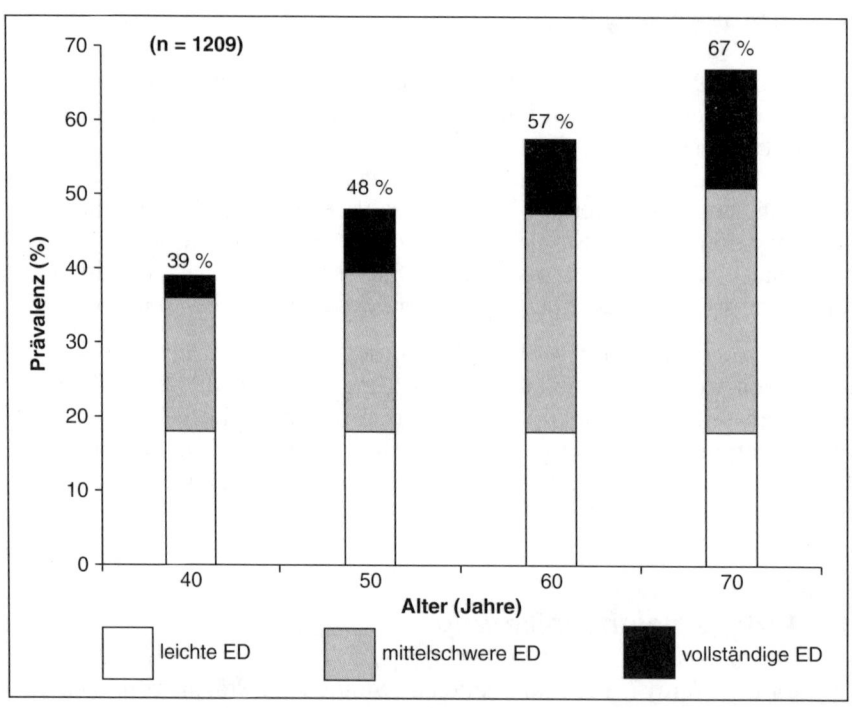

Abbildung 1:
Alter und Prävalenz von Erektionsstörungen (ED) – Massachusetts Male Aging Study

Das Alter als hoch korrelierende Variable zeigt sich noch deutlicher in der
„Massachusetts Male Aging Study" (1290 Männer im Alter zwischen 40
und 70 Jahren; Feldman et al., 1994). 52% der Männer, die im Rahmen
dieser Studie in vielen anderen Lebensbereichen ausführlich psychisch und
organisch untersucht wurden, hatten minimale, moderate oder komplette
Erektionsstörungen. Die Prävalenzrate für vollständige Erektionsstörungen
lag zwischen 5 und 15% (Abbildung 1). Es stellt sich jedoch die Frage:
Wieviele der älteren Männer mit leichteren Beeinträchtigungen ihrer Erektionsfähigkeit leiden darunter?

1.3.2 Klinische Stichproben

Verschiedene Untersuchungen an Patienten, die wegen irgendwelcher gesundheitlicher Probleme ambulant eine Praxis aufsuchen, lassen die Vermutung zu, daß rund 20% dieser Patienten behandlungsbedürftige sexuelle
Probleme haben (z. B. Buddeberg et al., 1984; Arentewicz & Schmidt,
1993). In stationären psychotherapeutischen Einrichtungen ist mit deutlich
höheren Auftrittswahrscheinlichkeiten zu rechnen. Hier haben vermutlich
an die 50% der Patienten behandlungsbedürftige Sexualstörungen (alkoholabhängige Patienten: Fahrner, 1985; psychosomatische Patienten: Kommer et al., 1990; psychiatrische Patienten: Kockott & Pfeiffer, 1996).

20% der Psychotherapiepatienten haben sexuelle Probleme

Interessant ist, wie häufig die einzelnen Formen der sexuellen Probleme bei
Männern diagnostiziert werden, die gezielt wegen sexueller Störungen
therapeutische Hilfe aufsuchen. Bei 92 Männern (ohne Altersangabe), die
in eine sexualmedizinische Sprechstunde der Universitätsklinik Zürich kamen, wurden folgende Diagnosen gestellt (Buddeberg et al., 1994):
– 41,7% Erektionsstörungen,
– 30,6% Ejaculatio praecox,
– 9,7% Appetenzmangel,
– 2,8% Dyspaneurie,
– 1,4% Sexuelle Aversion,
– 1,4% Verzögerte Ejakulation,
– 12,5% andere Diagnosen.

Schlußfolgerungen

Die epidemiologischen Zahlen zeigen – trotz der eingangs genannten
verschiedenen methodischen Einschränkungen – folgendes:
– Sexuelle Probleme sind ein verbreitetes Problem. Das bedeutet, daß
 das Thema Sexualität in der medizinischen wie psychologischen Praxis
 bei der Anamneseerhebung nicht fehlen darf. Unabdingbar ist es,
 Patienten in psychosomatischen und psychiatrischen Kliniken nach
 möglichen sexuellen Schwierigkeiten zu fragen.

- Erektionsstörungen nehmen mit steigendem Lebensalter zu (vgl. Kapitel 1.5.3). Die Sexualität muß bei älteren Patienten angesprochen und mögliche Probleme besprochen werden. Das wirkt entlastend und präventiv.
- Man hat im Rahmen der Sexualtherapie oder -beratung am häufigsten mit Erektionsstörungen, aber auch relativ häufig mit vorzeitigem Samenerguß zu tun. Allerdings spiegeln die erwähnten Untersuchungen noch nicht die in den letzten Jahren von Sexualforschern und Praktikern beobachtete wachsende Zunahme von Appetenzstörungen bei Männern wider.

1.4 Verlauf und Prognose

Vorübergehende, kurzfristige sexuelle Probleme sind häufig

Primäre sexuelle Funktionsstörungen zeigen sich bei den ersten sexuellen Kontakten, d. h. in der Jugend oder im jungen Erwachsenenalter. Sekundäre Sexualstörungen können in allen Altersstufen auftreten. Erektionsstörungen und vermindertes sexuelles Interesse nehmen mit steigendem Alter zu. Organische Mitbedingungen werden mit zunehmendem Lebensalter, vor allem nach dem 50. Lebensjahr, häufiger (vgl. Kapitel 1.5.3).

Es ist eher selten, daß in der Verhaltensanalyse „die" auslösende Ursache für die sexuelle Störung gefunden wird. Üblicherweise handelt es sich um multifaktoriell bedingte Störungen (vgl. Kapitel 2). Viele Patienten können keine direkten Gründe oder einschneidenden Lebensereignisse nennen, die mit dem Beginn der Störung zusammengefallen sind. Man kann allerdings oft lebensgeschichtliche Zusammenhänge vermuten. Im mittleren Lebensalter sind Faktoren wie Unzufriedenheit im Beruf, übermäßige Belastung oder latente Partnerschaftsprobleme öfters zu beobachten.

Gefahr der Chronifizierung

Langzeituntersuchungen an Patienten mit funktionellen Sexualstörungen, die nicht behandelt wurden, liegen nicht vor. Vor dem Hintergrund der theoretischen Modelle zur Entstehung und Aufrechterhaltung funktioneller Sexualstörungen, die u. a. einen sog. Selbstverstärkungsmechanismus der Problematik postulieren, ist davon auszugehen, daß die Problematik ohne Behandlung chronisch wird (vgl. Kapitel 2). Dafür spricht auch die Beobachtung, daß viele Patienten, die professionelle Hilfe aufsuchen, schon lange – häufig zehn Jahre und mehr – an ihrer sexuellen Problematik leiden, ohne daß sie sich gebessert hätte. Eine chronifizierte sexuelle Störung zieht weitere Schwierigkeiten nach sich. Als Nachfolgeprobleme werden häufig Partnerschafts- oder familiäre Probleme, mangelndes Selbstwertgefühl und Probleme mit dem Selbstbild beobachtet.

1.5 Das übliche, nicht gestörte Sexualverhalten

> **Abgrenzung einer Störung von normaler, ungestörter Sexualität**
>
> Die Grenze zwischen gestörter und ungestörter Sexualität ist subjektiv: Eine Person empfindet ein bestimmtes sexuelles Verhalten noch als normal, eine andere schon nicht mehr. Unter Umständen leidet eine Person unter einer Variante normaler, üblicher Sexualität und muß darüber aufgeklärt werden, bedarf aber keiner Verhaltensänderung.

Aber wer legt das „Übliche", das „Normale" fest? Der Therapeut kann hiervon eine sehr eigene Auffassung haben, die aber nicht allgemeingültig sein muß. Deshalb ist große Vorsicht davor geboten, nur seine eigenen Wertmaßstäbe und Moralvorstellungen zur Richtschnur für das therapeutische Handeln zu machen. Für Therapie und Beratung ist ein möglichst objektiver Bezugsrahmen nötig. Voraussetzung dafür sind – außer regelmäßiger Supervision – ausreichende Kenntnisse der sexualphysiologischen Vorgänge und des üblichen sexuellen Verhaltens und Empfindens. Deshalb werden in diesem Kapitel hierüber Grundinformationen gegeben.

1.5.1 Biologische Grundlagen

- *Beteiligte Nervenbahnen*

Der spinale Reflexbogen. Er besteht aus den afferenten (vom Genitalbereich zum Rückenmark hinführenden) sensiblen Bahnen in den Nervi pelvici und dem Nervus pudendus, den zwischen dem 2. und 4. Segment des Sacralmarkes und den Rückenmarksegmenten Th 11–L 2 befindlichen je zwei Zentren für die Erektion und den Ejakulationsprozeß, sowie den efferenten (vom Rückenmark zum Genitalbereich führenden) motorischen Bahnen in den Nervi erigendes und dem Nervus hypogastricus. Berührungen (Reibung, Druck und Zug) im Genitalbereich können über diesen Weg reflektorisch Erektionen und Ejakulationen auslösen, ohne daß das zentrale Nervensystem (ZNS) eingeschaltet ist, z. B. bei Querschnittsgelähmten. *Der spinale Reflexbogen*

Die zentralen Bahnen. Hierüber ist unser Wissen immer noch relativ wenig gesichert. Über afferente spinale (im Rückenmark befindliche) Bahnen im sogenannten Vorderseiten- und Hinterstrang werden die Empfindungen von Berührungen im Genitalbereich von den beschriebenen Rückenmarkszentren an das Großhirn weitergeleitet. Außerdem gelangen visuelle, akustische und sonstige Außenreize über die Sinnesorgane direkt, oder indirekt durch Erinnerungen oder Phantasien, zum Sensokortex (sensorischer Anteil des Großhirns) und von dort zu Umschaltstellen im limbischen System, Thalamus und Hypothalamus. Die efferenten spinalen Bahnen laufen von diesen Kerngebieten im Vorderstrang des Rückenmarks zu den Sexualzentren im *Die zentralen Bahnen* unteren Rückenmarksanteil zurück und münden dort in den spinalen Reflexbogen ein.

- *Sexualhormone*

Das Hypophysenvorderlappen-Gonaden-System

Das Hypophysenvorderlappen-Gonaden-System ist das wichtigste Hormonsystem für Fortpflanzung und Sexualverhalten. Unter seinem Einfluß wird der Spiegel des Testosterons, des wichtigsten Hormons für das männliche Sexualverhalten, im Blut konstant gehalten. Dieses Hormon reguliert entscheidend die sexuelle Appetenz. Unter dem Einfluß des Großhirns sezerniert der Hypothalamus zwei Kontrollhormone, das LHRH (LH-Releasing-Hormon) und das PIF (Prolaktin inhibiting factor). Das stimulierende LHRH setzt im Hypophysenvorderlappen die Produktion von LH (luteinisierendes Hormon) und FSH (follikelstimulierendes Hormon) in Gang. Unter dem Einfluß dieser zwei Hormone, die über die Blutbahn die Hoden erreichen, kommt es dort zur Testosteronbildung und zur Förderung der Spermienentwicklung. Die Testosteronbildung wird über einen Rückkopplungsmechanismus konstant gehalten: die Höhe des Testosteronspiegels im Blut reguliert die LH- und FSH-Produktion im Hypophysenvorderlappen und wahrscheinlich auch die LHRH-Produktion im Hypothalamus (Abbildung 2).

Testosteron

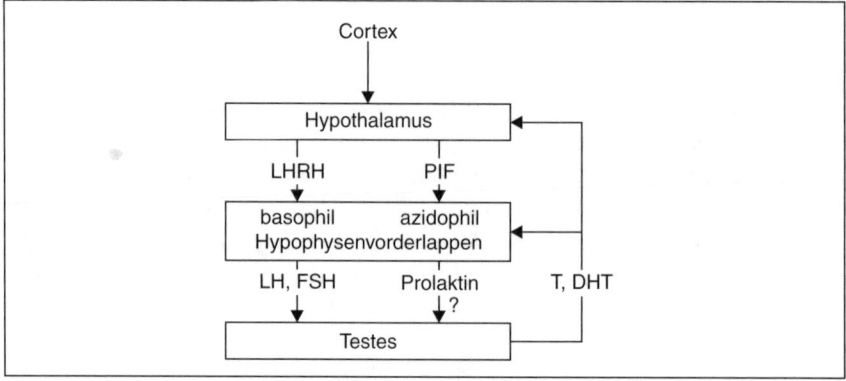

Abbildung 2:
Das Hypophysenvorderlappen-Gonaden-System

Das Testosteron hat eine wesentliche Bedeutung in der Embryonalentwicklung. Unter seinem Einfluß bildet sich der Urogenitaltrakt männlich aus. Auch geschlechtsspezifisches Verhalten scheint sich unter einem frühen prägenden Einfluß des Testosterons zu entwickeln. Zum anderen hat dieses Androgen einen wesentlichen Einfluß auf die sexuelle Appetenz. In der Pubertät des Mannes steigen die zunächst niedrigen kindlichen Testosteronwerte auf die Höhe beim erwachsenen Mann an. Der Testosteronspiegel bleibt zwischen dem 20. und 60. Lebensjahr relativ konstant. Nach dem 60. Lebensjahr wird ein Absinken des biologisch wirksamen Anteils des

Testosteron beobachtet. Ein Androgenmangel führt nur dann zu einem Absinken der sexuellen Appetenz, wenn der Testosteronspiegel unterhalb eines individuell unterschiedlichen Schwellenwertes sinkt. Dementsprechend führt Testosteronzufuhr nur dann zu einer Appetenzsteigerung, wenn vorher ein eindeutiger Androgenmangel bestand. Akuter Streß und depressive Verstimmungen können die Testosteronwerte im Blut erniedrigen, aber nicht bis auf pathologische Werte. Sexuelle Stimulierung führt zur Erhöhung des Testosteronspiegels.

- *Der Mechanismus der Erektion*

Im Ruhezustand des Penis ist die glatte Muskulatur der Schwellkörper und der Arteriolen kontrahiert, dadurch ist der Blutfluß durch die Schwellkörper minimal. Bei sexueller Stimulation entspannt sich die glatte Muskulatur, der Bluteinstrom durch die Arteriolen in die Schwellkörper nimmt unter Druck zu und die abführenden Venen werden zwischen den Schwellkörpern und der Tunica albuginea komprimiert; daraufhin ist der venöse Abfluß gedrosselt. Durch diesen Mechanismus entsteht die Erektion (Abbildung 3). Die Entspannung der glatten Muskulatur wird hauptsächlich durch Stickstoffmonoxid (NO) vermittelt, das bei sexueller Stimulation im Penis freigesetzt wird. NO wiederum stimuliert die Bildung des zyklischen Guanosinmonophosphates (cGMP), das die Relaxation der glatten Muskulatur bewirkt. Das cGMP wird vor allem durch das Enzym Phosphodiesterase abgebaut. Dieser Abbau verursacht wieder die Kontraktion der glatten Muskulatur des Penis; die Erektion geht zurück.

Erektion durch Entspannung der glatten Muskulatur

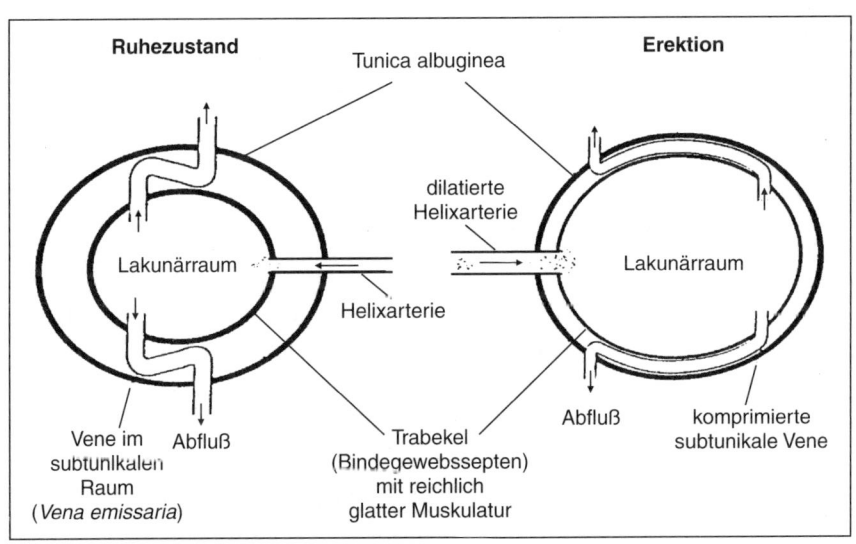

Abbildung 3:
Physiologie der Erektion (nach Krane et al., 1989)

- *Der sexuelle Reaktionszyklus*

Die anatomischen und physiologischen Reaktionen des Menschen auf eine wirksame sexuelle Stimulierung wurden erstmals ausführlich von William H. Masters und Virginia E. Johnson (1967) als sexueller Reaktionszyklus beschrieben (Abbildung 4). Sie unterteilen ihn in die Erregungs-, Plateau-, Orgasmus- und Rückbildungsphase.

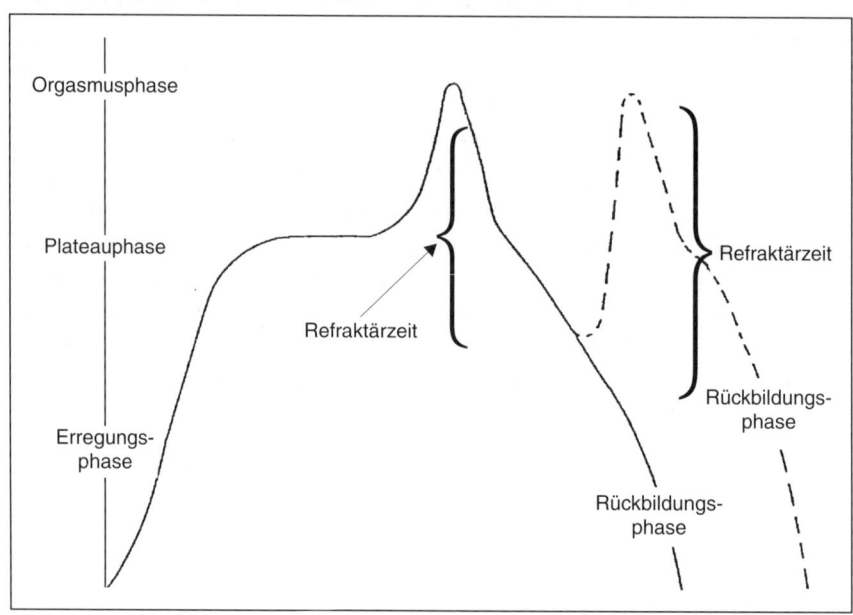

Abbildung 4:
Der sexuelle Reaktionszyklus des Mannes (aus Masters & Johnson, 1967)

Genitalorgane

In der Erregungsphase entwickelt sich – beim jungen Mann schnell, beim älteren Mann langsamer – eine Erektion. Sie kann während einer verlängerten Phase des Vorspiels ab- und zunehmen und, beim älteren Mann, leicht durch nicht-sexuelle Einflüsse gestört werden. In der Plateauphase kommt es zu einem weiteren Anschwellen und zu zunehmender Festigkeit der Erektion. Die Erektion ist überwiegend parasympathisch gesteuert und kann nicht willkürlich erreicht werden (höchstens indirekt darüber, daß sich der Mann bewußt starker sexueller Stimulierung aussetzt). Der sympathisch gesteuerte Ejakulationsprozeß ist dagegen in einem gewissen Grade kontrollierbar; eine Ejakulation kann zeitlich hinausgezögert werden. Die Refraktärzeit wird wahrscheinlich benötigt, um für die nächste sexuelle Reaktion genügend Samen zur Verfügung zu stellen.

Sonstige Körperreaktionen

Masters und Johnson beschreiben folgende physiologische Reaktionen außerhalb des Genitalbereichs: Während sexueller Stimulierung kommt es zu einer Hyperventilation, einer Tachycardie und einem Blutdruckanstieg. Diese Reaktionen treten regelmäßig auf, beginnen meistens in der späteren

Plateauphase und bilden sich nach Erleben des Orgasmus zurück. Dauer und Intensität dieser Reaktionen sind individuell unterschiedlich. Die Herzkreislaufbelastung entspricht bei einem gesunden Mann und gewöhnlichen Sexualpraktiken in der Regel jener Belastung, die beim Treppensteigen über 1–2 Stockwerke oder einem schnellen Gang um einen (amerikanischen) Häuserblock auftritt. Weiterhin kommt es bei sexueller Erregung zu willkürlicher und unwillkürlicher Muskelanspannung, besonders in den unteren Extremitäten, die ebenfalls in der Plateauphase beginnt und ihr Maximum in der Orgasmusphase erlebt. Bei einem Drittel der untersuchten Männer beobachteten Masters und Johnson unmittelbar nach dem Orgasmus eine Transpiration in verschiedenen Körperregionen, unabhängig vom Ausmaß der körperlichen Anstrengung.

In diesem Zyklus, den Masters und Johnson aus didaktischen Gründen so formulierten, beschreiben sie vor allem physiologische Veränderungen. Die Kurve psychischer sexueller Erregung läuft parallel hierzu. Die Erregungsphase kann durch jede körperliche oder psychische sexuelle Stimulierung hervorgerufen werden. Zusammen mit der letzten, der Rückbildungsphase, nimmt sie zeitlich den größten Teil des gesamten Reaktionszyklus ein. In der zweiten Phase, der Plateauphase, erreicht die sexuelle Spannung die hohe Stufe, von der aus der Orgasmus möglich ist. Die Dauer der Plateauphase hängt größtenteils von der Wirksamkeit der Reize ab, aber auch vom individuellen Antrieb, einen Höhepunkt erreichen zu wollen. Die Orgasmusphase ist beim Mann auf wenige Sekunden begrenzt. Die Rückbildungsphase schließt immer eine individuell unterschiedlich lange Refraktärzeit ein, die Zeit, in der ihm eine erneute sexuelle Erregung noch nicht wieder möglich ist.

1.5.2 Das zur Zeit übliche Sexualverhalten

1.5.2.1 Sexuelles Verhalten

Die erste breit angelegte epidemiologische Untersuchung über das Sexualverhalten des Menschen haben Kinsey und seiner Mitarbeiter vorgenommen (1948, 1953). Da in den letzten Jahrzehnten eine deutliche sexuelle Liberalisierung eingetreten ist, sind die damaligen Ergebnisse in vielen Bereichen überholt. Weiterhin wird das Sexualverhalten durch soziokulturelle und ethnische Einflüsse verändert. Ergebnisse über das Sexualverhalten in den USA sind deshalb nicht ohne weiteres auf die Verhältnisse in Deutschland zu übertragen. Bei uns wurden seit 1960 mehrere Untersuchungen zum Sexualverhalten verschiedener Bevölkerungsgruppen veröffentlicht, besonders über Jugendliche verschiedener Bevölkerungsschichten. Alle entsprechenden Studien weisen einen Trend zur altersmäßigen Vorverlagerung sexueller Aktivitäten in den 60er Jahren nach, die jedoch nicht mit Verän-

Sexuelle Liberalisierung

derungen in grundsätzlichen Werthaltungen, wie Neigung zu Zweierbeziehungen, Treue innerhalb einer festen Partnerschaft usw., einhergingen. Zwischen 1970 und 1990 verzögerte sich die weitere altersmäßige Vorverlagerung sexueller Aktivitäten erheblich.

Sexualverhalten in den letzten Jahrzehnten

Die jüngste für die Gesamtbevölkerung repräsentativ zu bezeichnende Umfrage stammt aus den 60er Jahren. Schnabl (1973) hat von 1966 bis 1968 rund 2000 Männer und Frauen befragt; davon 320 persönlich, den Rest anonym mit Fragebögen. Da diese Untersuchung auch schon wieder gut 30 Jahre zurückliegt, können ihre Ergebnisse auch nur Anhaltspunkte für das jetzige Sexualverhalten des Bevölkerungsdurchschnitts liefern. In den letzten Jahrzehnten scheint sich die Sexualität von Mann und Frau weiter angenähert zu haben, wobei allerdings auch deutliche Unterschiede geblieben sind, z. B. in der Verbreitung der Masturbation: Wenn auch die Zahl der Frauen mit Masturbationserfahrungen enorm zugenommen hat, sie liegt jetzt bei ca. 65–70 %, so ist der Unterschied zur Häufigkeit der Masturbationserfahrung bei Männern (ca. 95 %) immer noch groß. In Tabelle 5 werden die wichtigsten Ergebnisse Schnabls und neuerer Untersuchungen zum derzeit üblichen Sexualverhalten zusammengefaßt dargestellt.

Tabelle 5:
Zur Zeit übliches Sexualverhalten der Männer
(nach Schnabl, 1973, und neueren Untersuchungen)

Verhalten	Durchschnittsangabe	Zusatzinformationen
Erster Samenerguß	mit 14 Jahren	jüngere Männer zeitiger
Erster Koitus	mit 18 Jahren	1990: Vorverlagerung um ca. 1–2 Jahre
Koitusdauer	3–10 Minuten	große individuelle Schwankungen; Tendenz zeitlicher Überschätzung
Gleichzeitigkeit des Orgasmuserlebens	Ausnahme	zwei Drittel: Orgasmus des Mannes kurz vor der Frau
Koitushäufigkeit	80 %: ein- bis zehnmal/Monat	zwei Drittel regelmäßige Kontakte. 15 %: wiederholte, z. T. jahrelange Pausen
Sexualpartner	letztes Jahr: 1 Partnerin: 67 % 2–4 Partnerinnen: 18 % >5 Partnerinnen: 3 %	bei unter 25jährigen: höherer Anteil mit mehreren Partnerinnen
noch nie sexuelle Schwierigkeiten erlebt	ca. 25 %	im Alter leichte oder gelegentliche Probleme häufig

1.5.2.2 Sexuelle Phantasien

Die wissenschaftliche Literatur zu diesem Thema ist gering. Zwei neuere, auf Befragungen beruhende Untersuchungen aus dem Jahre 1989 stellten fest, daß sexuelle Phantasien sowohl bei Frauen als auch bei Männern bei verschiedenen sexuellen Aktivitäten häufig sind. Beide geben Phantasien öfter bei der Masturbation als beim Koitus an, insbesondere Männer. Die Inhalte der Phantasien ändern sich über die Zeit offensichtlich wenig. Sexuelle Phantasien sind etwas Kreatives. Sie dienen als Ersatz, wenn kein Partner vorhanden ist oder zur zusätzlichen sexuellen Stimulierung. Sie können auch als Möglichkeit gesehen werden, späteres sexuelles Verhalten zu erlernen, zu erproben.

Kreativität sexueller Phantasien

Die Inhalte sexueller Phantasien können ein differentialdiagnostisches Kriterum für eine sexuelle Devianz sein (s. Kapitel 6). Therapeutisch können sie für den Aufbau gewünschten Sexualverhaltens genutzt werden.

1.5.3 Sexualität in verschiedenen Lebensabschnitten

Das Lebensalter hat einen erheblichen Einfluß auf die Sexualität, sowohl auf die physiologischen Reaktionen als auch auf das Verhalten und die Einstellungen. Über die Sexualität in der Jugend und im höheren Lebensalter liegen uns gute Daten vor. Das ist erfreulich, da zunehmend junge, aber auch ältere Patienten wegen sexueller Probleme um Rat bitten bzw. nach Informationen fragen.

1.5.3.1 Jugendsexualität

Die Abteilung für Sexualforschung der Universität Hamburg hat hierzu vor knapp 30 Jahren eine umfangreiche Untersuchung durchgeführt und sie 1990 wiederholt. Eine ähnliche Untersuchung an Jugendlichen wurde kürzlich in Österreich vorgenommen. Die großen Veränderungen in der Jugendsexualität erfolgten in den 60er Jahren. Sigusch und Schmidt (1973) faßten die Veränderungen zwischen 1960 und 1970 damals folgendermaßen zusammen: ,,Pauschal kann man sagen, daß sich heute (1970) die 16- und 17jährigen so verhalten, wie die 19- und 20jährigen vor 10 Jahren."

Lebensgeschichtliche Vorverlagerung sexueller Aktivitäten zwischen 1960 und 1970

Der Trend der Vorverlegung sexueller Aktivitäten zwischen 1960 und 1970 hat sich in den letzten 20 Jahren kaum fortgesetzt. Es gibt jedoch weiterhin Unterschiede zwischen Berufsschülern, die oft aus niederen sozialen Schichten stammen, und Jugendlichen aus höheren Schichten, die vorwiegend auf weiterführende Schulen gehen: Die Berufsschülerinnen und -schüler werden früher sexuell aktiv (Neubauer, 1990).

Zwischen 1970 und 1990 traten Veränderungen auf, die das Verhältnis der Jungen und Mädchen zueinander betreffen. Aus den Ergebnissen der Untersuchung von 1990 zieht Schmidt (1993) folgende Schlußfolgerungen:

- *Familiarisierung der Sexualität Jugendlicher.* In den letzten 20 Jahren hat das Ausmaß, in dem die Eltern die Sexualität ihrer Kinder akzeptieren, stark zugenommen. 1990 wußten sehr viel mehr Mütter und Väter als 1970, ob ihre Tochter oder ihr Sohn schon Geschlechtsverkehr hatte.
- *Sexuelle Eigenverantwortung.* Jungen und Mädchen sind sich der Verantwortung für ihre Sexualität viel bewußter als 1970: Das Verhütungsverhalten Jugendlicher hat sich in den folgenden 20 Jahren entscheidend verbessert.
- *Veränderungen bei den Jungen.* Sie erleben ihre Sexualität weniger drängend als 20 Jahre früher. Schmidt sieht das im Zusammenhang mit der liberaleren Einstellung zur Sexualität. Jungen binden 1990 auch viel stärker als 20 Jahre vorher die Sexualität an Liebe, Beziehung und Treue. Sie benennen jetzt Liebe als wichtigsten Beweggrund für den ersten Geschlechtsverkehr. Sie verlieben sich früher und bezeichnen ihre festen Freundschaften häufiger als Liebesbeziehungen. Romantisierende Vorstellungen sind auch 1990 noch bei den Mädchen stärker ausgeprägt als bei den Jungen, aber die Geschlechter haben sich in dieser Hinsicht angenähert.
- *Veränderungen bei den Mädchen.* Die Mädchen übernehmen nach den Ergebnissen der Hamburger Untersuchung 1990 häufiger die Kontrolle in heterosexuellen Situationen und fordern mehr Selbstbestimmung in ihren Beziehungen. Das geht einher mit der Feststellung, daß Mädchen 1990, wenn sie an ihr späteres Leben denken, die traditionelle Rollenverteilung in der Familie stärker ablehnen als 1970, und mit großer Mehrheit berufliche Selbständigkeit und gleiche Beteiligung beider Partner an Haushalt und Kindererziehung beanspruchen. Die Initiative zu sexuellen Handlungen wird 1990 deutlich häufiger als früher von den Mädchen aufgenommen. Gleichzeitig erleben sie aber ihre Sexualität 1990 weniger lustvoll und weniger aufregend als früher.
- *Der Wandel des Geschlechterverhältnisses.* Dieser Wandel ist das wesentliche Ergebnis der vergleichenden Untersuchung. Jungen schätzen sich 1990 weniger triebhaft ein als 1970 und romantisieren ihre Sexualität. Damit beginnen sie sich von traditionellen Konzepten männlicher Sexualität zu lösen und nähern sich weiblichen Idealen an. Die Mädchen andererseits sind offensiver geworden. Sie übernehmen häufiger die Initiative und die Kontrolle in sexuellen Beziehungen und beharren auf einer Autonomie in Partnerschaften. Sie sind den Jungen gegenüber stärker geworden.

1.5.3.2 Die Sexualität im höheren Lebensalter

Die Sexualität hat keine Altersgrenze. Es gibt aber Veränderungen in den physiologischen Reaktionen auf sexuelle Stimulierung, in der Einstellung zur Sexualität und in der sexuellen Aktivität.

- *Veränderungen in der Sexualphysiologie*

Im Vergleich zu Männern vor dem 50. Lebensjahr benötigt der ältere Mann für eine Erektion längere Stimulierung während der Erregungsphase; Die Erektion kann von geringerer Stärke sein. Diese teils abgeschwächten Erektionen sind in der Plateauphase länger zu halten, und der Prozeß des Samenausstoßes wird besser kontrollierbar. Der größte Unterschied besteht hinsichtlich der Orgasmusphase. Die zwei Stufen der Ejakulation, die der jüngere Mann deutlich differenzieren kann, sind im höheren Lebensalter kaum mehr voneinander zu trennen. Die erste Stufe (er spürt die Ejakulation kommen) ist entweder sehr kurz oder sehr stark verlängert, die Ejakulation an sich (zweite Stufe) ist weniger vehement und die Ejakulatmenge nimmt ab. Das Orgasmuserleben ist davon nur wenig beeinflußt. In der Rückbildungsphase klingt die Erektion rascher ab als in den jüngeren Jahren und die Refraktärzeit (bis eine erneute Erektion möglich ist) ist länger. Die deutlichste Veränderung im höheren Lebensalter ist das nachlassende Bedürfnis, einen Samenerguß zu erreichen.

Sexuelle Reaktionen verlangsamen sich

- *Sexuelle Aktivität*

Ältere Menschen sind sexuell aktiv, wenn sie die Möglichkeit dazu haben: 82% der Männer und 64% der Frauen einer Gruppe von 202 gesunden Personen mit einem Durchschnittsalter von 86 Jahren hatten zärtliche Kontakte, 63% der Männer und 30% der Frauen Geschlechtsverkehr (Bretschneider & McCoy, 1988). Eine Reihe von Faktoren nehmen auf die sexuelle Aktivität im Alter Einfluß. Im Vordergrund stehen der eigene körperliche und psychische Gesundheitszustand, das Alter und die Gesundheit der Partnerin, die frühere sexuelle Aktivität und der Familienstand. Im Jahre 1960 wurden 250 Frauen und Männer im Alter zwischen 60 und 93 Jahren befragt. Knapp die Hälfte dieser Gruppe (101 Personen) waren alleinstehend, geschieden oder – vorwiegend – verwitwet. Von diesen Personen gaben noch 7% sexuelle Kontakte an. Die übrigen Personen (149) lebten mit einem Partner fest zusammen. Von ihnen waren noch über die Hälfte (54%) einmal monatlich bis zu dreimal wöchentlich sexuell aktiv. Hier ließ die Häufigkeit sexueller Kontakte erst deutlich ab dem 70. Lebensjahr nach (Newman & Nichols, 1969). Daraus läßt sich schlußfolgern: Wenn Möglichkeiten zu sexuellen Kontakten bestehen, werden sie auch im Alter wahrgenommen.

Bedeutung des Gesundheitszustandes und des Familienstandes

Martin (1981) untersuchte 181 gesunde Männer im Alter zwischen 60 und 79 Jahren, die in festen Partnerschaften lebten. Er ließ sie ihre durchschnittliche Häufigkeit sexueller Kontakte für zwei Altersbereiche (20.–39. und 40.–59. Lebensjahr) einschätzen und verglich diese Durchschnittswerte mit der jetzigen Frequenz. Männer mit geringer sexueller Aktivität in ihren früheren Lebensjahren waren auch im Alter die sexuell am wenigsten Aktiven. Außerdem nahm bei ihnen die Häufigkeit sexueller Aktivitäten stärker ab. Die während früherer Lebensabschnitte sexuell aktivsten Männer blieben auch im höheren Lebensalter die Aktivsten. Einige Männer berichteten über leichte Erektionsschwierigkeiten, die jedoch in der Regel von ihnen selbst und ihren Partnerinnen als übliche Altersveränderungen akzeptiert wurden.

- *Einstellung zur Sexualität*

Einstellungsveränderungen

Die Qualität des Partnerschaftsverhältnisses hat im höheren Lebensalter für den sexuellen Bereich eine deutlich größere Bedeutung als in jüngeren Jahren. Schneider (1980) befragte 285 Personen, die älter als 45 Jahre waren. Er unterteilte seine Untersuchungspersonen in eine jüngere (45–64 Jahre) und eine ältere Gruppe (über 64 Jahre). Für die Gruppe der Jüngeren hatte der Geschlechtsverkehr die höchste Bedeutung für das Erleben von Sexualität, gefolgt – in weitem Abstand – von den Dimensionen Zärtlichkeit und Zufriedenheit. Bei der älteren Gruppe dagegen stand die Dimension Zärtlichkeit an erster Stelle der Bedeutung, gefolgt von der Dimension Zufriedenheit. Erst an dritter Stelle kam der Geschlechtsverkehr. Der Koitus ist demnach im höheren Lebensalter bei weitem nicht mehr so wichtig für das sexuelle Erleben wie in jüngeren und mittleren Jahren, während die Bereiche Zärtlichkeit und allgemeine Zufriedenheit sehr viel wesentlicher werden.

2 Störungstheorien und -modelle

Theoretische Überlegungen zur Entstehung und zur Aufrechterhaltung funktioneller Sexualstörungen, die empirisch überprüft wurden, findet man in der wissenschaftlichen Literatur kaum. Nach dem heutigen Wissensstand wird davon ausgegangen, daß psychologische Faktoren und emotionale Zustände die normale sexuelle Reaktion am häufigsten und schwerwiegendsten beeinträchtigen können (Bancroft, 1985). Bei der Entstehung funktioneller Sexualstörungen sind verschiedene Prozesse des klassischen und operanten Lernens in direkter oder indirekter Form (Modell-Lernen) sowie Probleme der Wirklichkeitsverarbeitung (kognitives Lernen) beteiligt. Außerdem spielen Aspekte des Wissens, der Bewertung und der Selbstregulation des eigenen Verhaltens eine Rolle.

Die Entstehungsbedingungen sind bei den einzelnen Patienten ganz individuell. Betrachtet man jedoch die Mechanismen, die die Störung aufrechterhalten, finden sich große Gemeinsamkeiten bei den Patienten. In der sexualtherapeutischen Praxis hat es sich deshalb bewährt, zwischen prädisponierenden bzw. auslösenden Faktoren sowie aufrechterhaltenden Faktoren zu unterscheiden.

2.1 Entstehungsbedingungen

Direkte Zusammenhänge zwischen spezifischen psychologischen Problemen und spezifischen sexuellen Funktionsstörungen gibt es nicht. Die im folgenden aufgelisteten psychischen Probleme sind häufig an der Entstehung von sexuellen Funktionsstörungen jeder Art beteiligt. Ausführliche Überlegungen, wieso diese Problembereiche sexuelle Störungen bedingen, werden aus verhaltenstherapeutischer Sicht von Hoyndorf et al. (1995) und aus eher psychoanalytischer Sicht von Arentewicz und Schmidt (1993) dargestellt.

Prädisponierende und auslösende Faktoren
– Allgemeine Gehemmtheit
– Ängstliche Persönlichkeit
– Sexualängste
– Tabuisierung der Sexualität in der Erziehung
– Falsche Vorstellungen über Sexualität und Unwissenheit (Lerndefizite und sexuelle Mythen)
– Partnerschaftskonflikte
– Störungen der Zärtlichkeit
– Mangelnde partnerschaftliche Kommunikation
– Depressive Verstimmungen, Depressionen und psychiatrische Erkrankungen
– Psychosexuelle Traumata
– Probleme mit der eigenen Geschlechtsidentität
– Streß unterschiedlicher Ursache (Beruf, Erkrankung, Geburt eines Kindes)

Beachte: Die beschriebenen Probleme sind störungsunspezifisch.

Viele Menschen, die im Laufe ihres Lebens diese Probleme erleben, entwickeln keine sexuelle Problematik. Damit sich eine sexuelle Problematik entwickelt, müssen mehrere oder andere Gründe hinzukommen. So kann z.B. eine generell ängstliche Persönlichkeit ein prädisponierender Faktor sein, bestimmte Life-Events (beruflicher Streß, Geburt eines Kindes) zu auslösenden Faktoren werden und die Angst sexuell zu versagen ein aufrechterhaltender Faktor für die sexuelle Problematik sein (s. Kapitel 2.3). Eine ausführliche Diagnostik ist deshalb in jedem Fall notwendig!

- *Die Rolle der Angst*

Sowohl Psychoanalytiker wie Verhaltenstherapeuten geben der Angst eine wesentliche Rolle in der Entwicklung und Aufrechterhaltung von funktionellen Sexualstörungen bei Männern und Frauen. Während von verhal-

Versagensangst

Angstauslösende Triebimpulse

tenstherapeutischer Seite die sich durch den sogenannten Selbstverstärkungsmechanismus aufbauende Versagensangst betont wird, sind aus psychoanalytischer Sicht sexuelle Symptome das Resultat eines Konfliktes von angstauslösenden Triebimpulsen und deren Abwehr. Die sexuelle Symptomatik dient also der Stabilisierung des psychischen Gleichgewichts.

Von den sexuellen Ängsten wird – unabhängig von der theoretischen Herleitung – angenommen, daß sie die sexuelle Erregung verhindern, da sie das autonome Nervensystem in einem großen Ausmaß hemmen, so daß physiologische Erregung unmöglich wird. Des weiteren stört Angst die entsprechenden kognitiven und emotionalen Empfindungen, die zur Entwicklung einer sexuellen Erregung notwendig sind. Ein entspanntes Genießen ist unter ängstlicher Anspannung nicht möglich. Ärger, Feindseligkeit und Groll gegenüber der Partnerin scheinen ähnlich negative Auswirkungen wie die Angst zu haben.

Weitere Ängste

Außer den negativen Wirkungen der Angst auf die Physiologie können verschiedene Ängste direkt die auslösende Ursache für die Entwicklung einer sexuellen Störung sein.

Die Rolle von Ängsten

– Angst kann der prädisponierende Faktor für eine Sexualstörung sein. Beziehungsängste, Gewissensängste, Selbstwertprobleme sind psychische Probleme, die zu einer funktionellen Sexualstörung führen können.
– Angst kann sexuelles Versagen direkt auslösen.
  Angst sich zu blamieren, Leistungsangst, ängstliche Selbstbeobachtung oder Angst, den Erwartungen der Partnerin nicht zu genügen, wirken sich in einer sexuellen Situation ad hoc negativ auf das autonome Nervensystem aus, so daß die normale sexuelle Reaktion nicht ungestört ablaufen kann.
– Angst kann die Folge eines sexuellen Problems sein.
  Angst vor sexuellem Versagen entwickelt sich, wenn mehrere Male sexuelle Aktivitäten mißlungen sind (vgl. Kapitel 2.3).

2.2 Aufrechterhaltende Faktoren

• *Verhaltenskette der ungestörten Sexualität*

Lerntheoretische Sicht

Um die Entwicklung einer Sexualstörung zu verstehen, sollte man sich zunächst den Ablauf der ungestörten Sexualität näher ansehen (Abbildung 5). In erotischen Situationen läuft eine lange Verhaltenskette ab. Sie beginnt – sehr vereinfacht dargestellt – bei der ungestörten Sexualität mit Zeichen gegenseitiger Zuneigung, es kommt zu Zärtlichkeiten, Petting und gegebenenfalls zum Koitus und Orgasmus. D. h. die Verhaltenskette wird mit einem positiven Erlebnis abgeschlossen. Somit wird aus lerntheoretischer Sicht das ungestörte Sexualverhalten unter anderem nach dem Prinzip der positiven Verstärkung aufrecht erhalten.

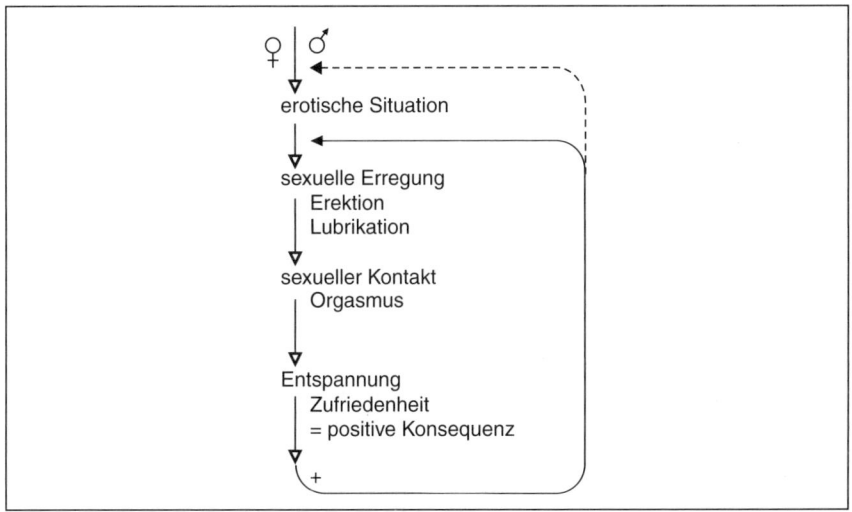

Abbildung 5:
Verhaltenskette ungestörten Sexualverhaltens

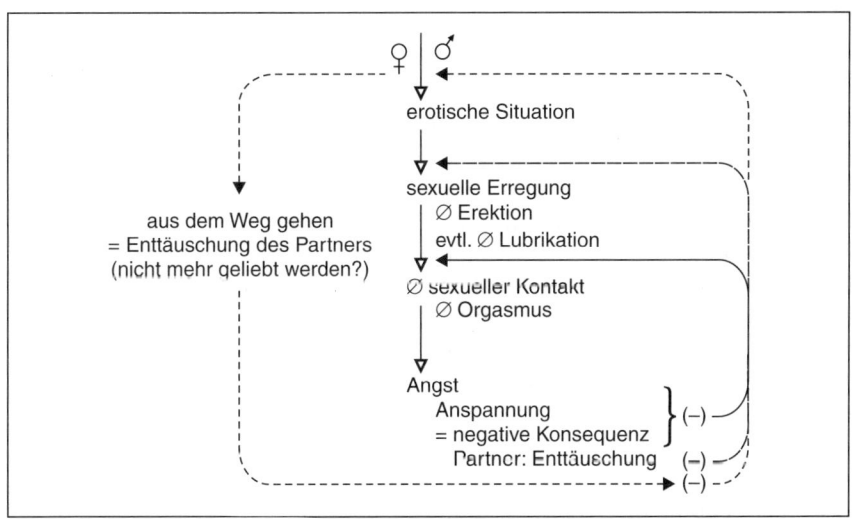

Abbildung 6:
Verhaltenskette gestörten Sexualverhaltens

- *Verhaltenskette der gestörten Sexualität*

Beim gestörten Sexualverhalten kommt es zunächst auch zu einer zärtlichen Annäherung (Abbildung 6). Aus einer oder mehreren der in Kapitel 2.1 aufgeführten Ursachen (Auslöser) bleibt eine weitergehende Erregung aus. Das Petting bleibt unbefriedigend, es kommt nicht zum Koitus. Die Verhaltenskette endet mit Anspannung und Enttäuschung, also mit einer negativen Reaktion. Kommt dies häufiger vor, kann sich ein Mechanismus ausbilden, der in der Literatur als „Selbstverstärkungsmechanismus" bezeichnet wird.

- *Der Selbstverstärkungsmechanismus*

Der „Teufelskreis" der Versagensangst

Der Selbstverstärkungsmechanismus – eine Art „Teufelskreis" – spielt bei der Entwicklung und Aufrechterhaltung aller sexueller Funktionsstörungen eine zentrale Rolle. Man versteht darunter in einem verhaltenstheoretischen Modell folgendes: Das erste, vielleicht zufällige, Auftreten einer sexuellen Funktionsstörung führt zu Angst, sexuell zu versagen. Diese Erwartungsangst blockiert die intakte Funktion, dies wiederum erhöht die Erwartungsangst und führt schließlich zu der für Patienten mit Sexualstörungen typischen Selbstbeobachtung („Wie reagiert mein Penis?", „Ist er auch steif genug?"). Die angstbesetzte Selbstbeobachtung ist ein weiterer Störfaktor für sexuelle Erregung; sie verhindert eine Entspannung und damit eine normale sexuelle Reaktion, bis sich schließlich die bei diesen Patienten gut bekannte Angst vor sexuellem Versagen ausgebildet hat.

Um den unangenehmen und mit Angst besetzten sexuellen Situationen nicht weiter ausgesetzt zu sein, beginnt der Mann, sie mit verschiedenen Strategien zu vermeiden.

- *Die Rolle der Partnerin*

Die Beteiligung der Partnerin

Die Partnerin erlebt die gestörte partnerschaftliche Sexualität ebenfalls als enttäuschend. Diese Enttäuschung steigert die Angst des Patienten vor dem Versagen. Er möchte es „gut" machen und sie nicht wieder enttäuschen. Weitere Konflikte entstehen durch sein Vermeidungsverhalten. Ihm bringt das Vermeiden des sexuellen Kontakts zwar eine Erleichterung; die Partnerin aber registriert diesen Rückzug und interpretiert ihn vielleicht als „nicht mehr geliebt werden" (siehe Abb. 6). Partnerkonflikte werden immer häufiger; sie wirken sich negativ auf die Sexualität aus, was wiederum beim Mann die Angst vor der Sexualität vergrößert.

- *Beispiel*

Bei einem Patient mit Alkoholmißbrauch kann sich der Selbstverstärkungsmechanismus z. B. folgendermaßen entwickeln: In Folge eines intoxizierten Zustandes kommt es nicht zu einer vollständigen Erektion. Obwohl dies überwiegend daran liegt, daß er zuviel getrunken hatte, kann das Gefühl entstehen, aufgrund persönlicher Schwächen sexuell versagt zu haben. Es entwickelt sich eine gewisse Unsicherheit bzgl. der eigenen Sexualität: „Wie wird es das nächste Mal gehen? Versage ich wieder?" Entsprechend groß ist die Selbstbeobachtung bei den folgenden sexuellen Aktivitäten: „Habe ich schon eine genügend starke Erektion? Wird sie anhalten?" Eventuell trinkt er sich vor einem der nächsten Versuche wieder „Mut an", was im Zusammenhang mit der Selbstbeobachtung und der beginnenden Entwicklung der Versagensangst das sexuell adäquate Funktionieren zusätzlich erschwert. Nachdem der Patient einige Mißerfolgserlebnisse erlebt hat und eventuell zusätzlich die Partnerin negativ reagiert, beginnt er, möglichen sexuellen Situationen aus dem Weg zu gehen und ein Vermeidungsverhalten zu entwickeln.

2.3 Erklärungsmodell

Das in diesem Kapitel dargestellte Erklärungsmodell vereinfacht zwar die komplexen psychischen Ursachen von sexuellen Störungen, unterstützt aber den Therapeuten bei der Diagnostik und der Verhaltensanalyse und hilft ihm, ein funktionales Bedingungsgefüge zur Therapieplanung zu entwickeln. Man kann das Modell gut dazu benutzen, um den Patienten die Aufrechterhaltung und Entwicklung ihrer Störung zu erklären. Weiterhin hilft es dabei, den betroffenen Paaren das therapeutische Vorgehen zu erklären und deutlich zu machen, warum es so wichtig ist, die Partnerin in die Behandlung miteinzubeziehen.

Lerntheoretisches Erklärungsmodell

Die verschiedenen klinischen Erfahrungen und empirischen Ergebnisse sind in Abbildung 7 systematisiert dargestellt und zu einer neuen theoretischen Sicht zusammenfügt (in Anlehnung an Fahrner & Kockott, 1994). Zur besseren Übersicht wird zwischen den Bedingungen getrennt, die die Störung auslösen und jenen, die sie aufrechterhalten. Einzelne negative Erfahrungen lösen nicht immer als Folge sofort eine sexuelle Problematik aus. Erst die Summierung von ungünstigen Erfahrungen in verschiedenen Bereichen kann dazu führen. D. h. die auslösenden Bedingungen schließen sich gegenseitig nicht aus, sondern potenzieren sich möglicherweise.

Ob nun eine Person aufgrund dieser negativen Beziehungen eine sexuelle Störung entwickelt und eine andere mit ähnlichen Erfahrungen nicht, scheint unter anderem von Persönlichkeitsvariablen und zum Teil auch von der Reaktion des Partners/der Partnerin sowie der individuellen Lerngeschichte abzuhängen. Vergleichbar mit dem Modell von Beck zur Entstehung von Depressionen kann man auch bei sexuell gestörten Personen annehmen, daß Lebensereignisse vor allem dann zu Auslösern für sexuelle Störungen werden, wenn sie frühere negative sexuelle Erfahrungen und die damit verbundenen Emotionen reaktivieren.

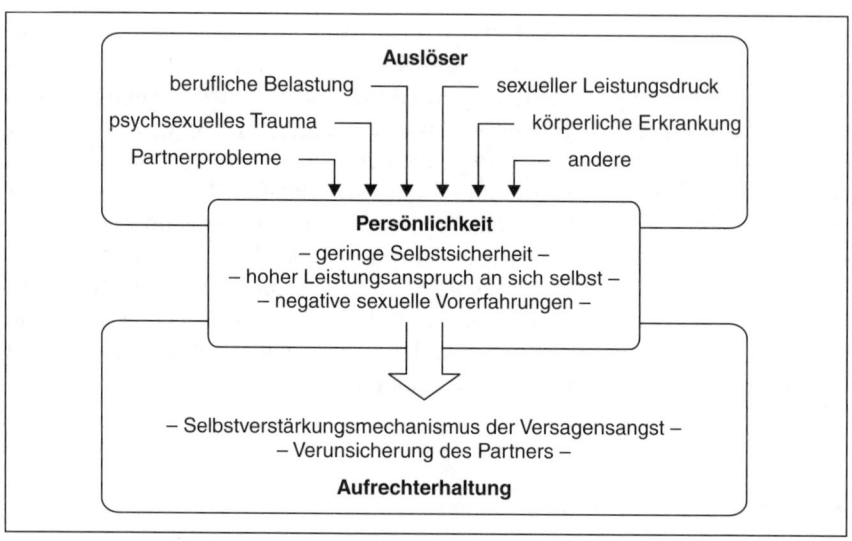

Abbildung 7:
Entstehung und Aufrechterhaltung funktioneller Sexualstörungen

Erwartungs- und Versagensängste

In der Ätiologie und bei der Aufrechterhaltung aller sexueller Funktionsstörungen spielen in jedem Fall Erwartungs- und Versagensängste sowie eine gesteigerte Selbstbeobachtung eine zentrale Rolle. Insgesamt wird den aufrechterhaltenden Bedingungen gegenüber den ursprünglich auslösenden Bedingungen eine größere Bedeutung zugemessen. Dementsprechend ist die Auflösung des Selbstverstärkungsmechanismus eines der wichtigsten Ziele in der Therapie.

Zusammenfassung

Aus den theoretischen Überlegungen und klinischen Erfahrungen lassen sich folgende Annahmen zur Entstehung und zur Aufrechterhaltung funktioneller Sexualstörungen ableiten:
– Funktionelle Sexualstörungen sind ein klassischer Bereich der Psychosomatik: Psychische Ursachen führen zu körperlichen Symptomen.
– Sexualstörungen werden durch verschiedene Formen von Angst aufrechterhalten, vor allem durch die Angst, eine erwartete Leistung nicht erbringen zu können.
– Sexualstörungen können funktionell autonom werden, d. h. auch dann weiterbestehen, wenn die ursprünglich auslösenden Ursachen gelöst wurden oder nicht mehr vorhanden sind.
– Ein sexuelles Problem ist in der Regel niemals durch eine einzige Ursache bedingt, sondern durch ein Bündel von Ursachen.
– Auch bei überwiegend körperlich verursachten sexuellen Störungen ist meistens zusätzlich eine Psychogenese nachweisbar.

3 Diagnostik und Therapieplanung

3.1 Voraussetzungen für das Gespräch

Es ist schwierig, mit einem Patienten über seine Sexualität zu sprechen. Deshalb ist es wichtig, daß es dem Therapeuten gelingt, ein für den Patienten entlastendes Gesprächsklima zu schaffen. Nur so ist es möglich, daß der Patient die konkreten Informationen, die zur Klärung seiner Problematik notwendig sind, geben kann. Äußere Rahmenbedingungen, das Verhalten des Therapeuten sowie seine Art, das Gespräch zu führen und die Fragen zu formulieren, können sich auf die Offenheit des Patienten fördernd oder auch hindernd auswirken. Rahmenbedingungen für offene Gespräche

- *Raum und Zeit.* Der Patient muß mit seinem Therapeuten über das Thema Sexualität allein, ungestört und ohne Zeitdruck sprechen können. Zeit

- *Das Problem ist wichtig.* Er muß merken, daß der Therapeut ihn und sein Problem ernst nimmt. In den Augen des Wissenden kann das Berichtete unbedeutend sein, den Patienten aber belastet es. Wichtigkeit

- *Wortwahl beeinflußt Gesprächsklima.* Der Patient muß sich in seiner ihm eigenen Sprache äußern können; wenn man als Therapeut etwas nicht versteht, muß man nachfragen. Der Therapeut sollte dabei in der Ausdrucksweise seiner eigenen sozialen Schicht bleiben, sich aber verständlich ausdrücken. Manche Patienten wissen mit Wörtern wie Erektion und Ejakulation wenig anzufangen, während ihnen Steife des Gliedes und Samenerguß vertraut sind. Sprache

- *Eigene Einstellung zur Sexualität überprüfen.* Der Patient muß das Gefühl haben, daß der Therapeut selbst eine sichere Einstellung zur Sexualität hat und sich in diesem Bereich frei äußern kann. Er ist für den Patienten Modell, daß man über Sexualität sprechen kann. Verhält sich der Therapeut unsicher oder verlegen, dann kann das für den Patienten eine indirekte Mitteilung im Sinne von „mir wäre es auch lieber, wir würden nicht über dieses Thema sprechen" sein. Die Unsicherheit des Therapeuten kann sich verbal (z. B. durch Entschuldigungen für Fragen) oder nonverbal (z. B. durch mangelnden Blickkontakt, nervöses Hantieren) ausdrücken. Der Therapeut muß seine eigene Einstellung zur Sexualität überdacht haben: gibt es Vorurteile? Unreflektierte sexuelle Wert- und Normvorstellungen des Therapeuten können ein Gespräch über Sexualität erheblich behindern oder gar unmöglich machen. Hat man als Therapeut Schwierigkeiten mit bestimmten sexuellen Bereichen, sollte man versuchen, sie z. B. in Supervision oder Balint-Gruppen zu bearbeiten; oder man sollte dazu stehen und den Patienten an einen anderen Kollegen vermitteln. Das gehört zur „Echtheit" eines Therapeuten – und das Vermitteln ist eine therapeutische Grundaufgabe. Sexuelle Selbstsicherheit des Therapeuten

Wertneutralität

- *Nicht „moralisieren", wertneutral bleiben.* Mit „Moralisieren" ist das (negative) Bewerten der Antworten des Patienten gemeint. Der Therapeut geht dabei meistens von seinen eigenen Erfahrungen und Wertvorstellungen aus. Auch das Moralisieren kann verbal und non-verbal geschehen; verbal durch die Wahl bestimmter Worte, die eine Bewertung beinhalten, wie „Ehebruch", „Ausschweifung", „Untreue" oder durch Kommentare wie „Das können Sie nicht machen!" oder „Was sagt denn da Ihre Frau dazu?". Non-verbal teilen sich Mißbilligungen häufig durch Kopfschütteln oder durch einen bestimmten (z. B. entsetzten) Gesichtsausdruck mit.

Positive Gesprächsorientierung

- *Defizitorientiertheit vermeiden.* Im Gespräch kommen die sexuellen Probleme zur Sprache; das kann leicht zu einer „Defizitorientiertheit" des gesamten Gespräches werden und einen deprimierenden Gesamteindruck hinterlassen. Es hilft, durch Einbeziehen der noch intakten Bereiche im Verhalten, Denken und Erleben, dieser Tendenz entgegenzuwirken.

Erotisierung

- *Umgang mit Erotisierung.* Das Gespräch über Sexualität kann vor allem in einer gegengeschlechtlichen Therapeut-Patienten-Konstellation zu erotischen Empfindungen (beiderseits) führen, im Therapeuten den Wunsch wecken, in den sexuellen Bereich „tiefer einzusteigen" als therapeutisch nötig oder als eine Gegenreaktion auf diese „Gefahr" sich emotional besonders zurückzuhalten, so daß das Gespräch die emotionale Wärme verliert. Es ist entscheidend, diese Erotisierung zu erkennen und zu reflektieren, dann wird man auch das notwendige Mittelmaß finden. Man kann gegebenenfalls Kollegen konsultieren oder die Situation in einer Balint-Gruppe oder in der Supervision zur Sprache bringen.

3.2 Gesprächsführung

3.2.1 Ablauf des Gesprächs

Für die Reihenfolge der Fragen bei der Exploration gibt es kein starres Schema. Der Therapeut muß sich nach der jeweiligen Situation richten. Wenn ein Patient sein „Herz ausschütten will", dann sollte der Therapeut zunächst zuhören, wenig strukturieren und sich dabei nur wenige Stichworte notieren. Erst später sollte er steuernd eingreifen, die Gesprächsführung übernehmen, die Anamnese komplettieren.

> **Beachte:** Wichtig ist, daß der Patient merkt, einen aufmerksamen Zuhörer zu haben.

Hat ein Patient Hemmungen, über Sexualität zu sprechen, dann mag es sinnvoll sein, sich an das Thema Sexualität „heranzutasten". Man kann zunächst die Symptomatik nur orientierend erfragen und sich danach die derzeitige Lebenssituation darstellen lassen. Man kann anschließend nach sonstigen Problemen und Schwierigkeiten fragen und dann auf die Erfassung der vegetativen Symptomatik zurückkommen. Wenn sich der Therapeut nach dem Schlaf, dem Appetit, nach Rauch- und Trinkgewohnheiten erkundigt und als nächstes mit einer vergleichbaren Selbstverständlichkeit wieder auf das Thema Sexualität zurückkommt und in diesem Bereich präzise Fragen stellt, wird inzwischen ausreichend Vertrautheit entstanden sein, daß der Patient darüber sprechen kann. Allerdings können Hemmungen und Schamgefühle des Patienten noch lange Zeit zu einer Bagatellisierung seiner sexuellen Problematik, zum Verschweigen von wichtigen Informationen oder gar dazu führen, daß der Patient manche Fragen (noch) nicht beantwortet. Hier ist die Geduld des Therapeuten gefragt.

Kein starres Explorationsschema, sondern Bedürfnisse des Patienten beachten

3.2.2 Vor- und Nachteile verschiedener Fragearten

Je nach Patient bzw. Situation sollte der Therapeut fähig sein, verschiedene Frageformen anzuwenden. Die Antworten fallen je nach Fragetyp unterschiedlich aus, von „ja" bzw. „nein" bei geschlossenen Fragen bis möglicherweise einer langen Erzählung bei der indirekten Frage. Am besten eignet sich im diagnostischen Gespräch der Einsatz der offen gerichteten Frage.

Beispiele für verschiedene Arten zu fragen	
Offene und gerichtete Fragen	„Wie sehen Sie die Selbstbefriedigung, welche Einstellung haben Sie dazu?"
Offen gerichtete Frage oder Üblichkeitsfrage	„Wie oft machen Sie Selbstbefriedigung und welche Schwierigkeiten haben Sie damit?"
Geschlossene und gezielte Frage	„Machen Sie Selbstbefriedigung?"
Suggestivfrage	„Sie machen doch gelegentlich Selbstbefriedigung?"
Indirekte Frage	„Ich versuche mir vorzustellen, welche Einstellung Sie zur Selbstbefriedigung haben."

Fragetypen

3.2.3 Einbeziehung der Partnerin

> **Beachte:** Besteht eine Partnerschaft, muß auch die Partnerin befragt werden: bei sexuellen Problemen gibt es keinen unbeteiligten Partner.

Kommt das Paar schon zum Erstgespräch gemeinsam, spricht man zunächst mit beiden, danach mit jedem Partner einzeln und anschließend wieder mit dem Paar zusammen, dies eventuell über mehrere Sitzungen verteilt. Kommt die Partnerin erst später dazu, dann sollte man möglichst bald auch mit ihr allein sprechen. Nur so kann man wichtige Informationen für die Therapieplanung erfahren, die die Partnerin (noch) nicht in Anwesenheit des Patienten zu offenbaren wagt.

Die Einbeziehung der Partnerin kann Probleme bereiten: Viele Patienten reagieren auf den Vorschlag, die Partnerin zum nächsten Gespräch mitzubringen, spontan mit der Angabe, daß dazu die Partnerin nicht bereit wäre. Ein Nachfragen ergibt, daß der Patient bisher gar nicht gefragt hat, oder die Patientin über den Termin beim Therapeuten gar nicht informiert ist. Grund hierfür ist meistens, daß sich die Patienten genieren, über das Problem mit der Partnerin zu sprechen. Es ist also sehr viel seltener die ablehnende Haltung der Partnerin, die zunächst gegen ein gemeinsames Gespräch steht, sondern die ablehnende Haltung des Patienten selbst.

Motivationsarbeit

Wie kann man damit umgehen? Es ist hilfreich, dem Patienten zu verdeutlichen, daß seine sexuellen Schwierigkeiten vor allem bei gemeinsamen Aktivitäten mit der Partnerin auftreten. Sexualität ist eine Form der zwischenmenschlichen Kommunikation. Um ein abgerundetes Bild zu erhalten, muß man als Therapeut auch das Erleben und Verhalten der Partnerin kennenlernen. Der Therapeut sollte dem Patienten gegenüber betonen, daß er eine Art Fremdanamnese brauche. Weiterhin sollte man dem Patienten erklären, weshalb die Einbeziehung der Partnerin und ein gemeinsames Bearbeiten der sexuellen Probleme sinnvoll ist. Die Reaktion der Partnerinnen auf die Bitte um Mitarbeit ist in der Regel positiv. Sind sie darüber informiert, daß der Patient Hilfe aufsucht, so erwarten sie meistens, in die Gespräche einbezogen zu werden. Ihnen sind oft die Zusammenhänge zwischen der sexuellen Problematik und bestimmten Lebensumständen klar, die der Patient bisher nicht gesehen hat; sie sind deshalb froh über die Möglichkeit einer Aussprache. Oder sie wünschen sich Beratung, weil sie nicht mehr wissen, wie sie sich verhalten sollen.

Vorteile

Mit der Einbeziehung der Partnerin wird folgendes erreicht:
– Der Therapeut erhält auf diese Weise ein Bild von der Problematik aus der Sicht der Partnerin.
– Beim gemeinsamen Gespräch mit dem Paar gewinnt der Therapeut einen eigenen Eindruck von der Qualität der Partnerschaft.

- Man erhält wichtige zusätzliche Grundinformationen für die Therapieplanung. Vielleicht besteht bereits eine feste andere Beziehung oder die Partnerin hat bereits die Scheidung eingereicht, so daß sich die bestehende Sexualproblematik aus der Partnerproblematik erklären läßt bzw. eine „Sexualtherapie" z. Zt. nicht sinnvoll ist.
- Man betont mit diesem Vorgehen, daß die Partnerin sehr wahrscheinlich auch in die Behandlung der sexuellen Problematik einbezogen werden wird.

3.3 Verhaltensanalyse

Grundlage für alle therapeutischen Maßnahmen – sei es Beratung oder Therapie – ist eine hinreichende Diagnostik des zu behandelnden Problems. Erst anhand der damit erhobenen Informationen und der Überlegungen zur Bedingungsanalyse des Problems können die notwendigen therapeutischen Schritte geplant und durchgeführt werden.

Im Rahmen der Diagnostik sexueller Störungen müssen folgende Fragen geklärt werden:

1. Was ist das sexuelle Problem? (Beschreibung der Symptomatik)
2. Steht es in Zusammenhang mit anderen Problembereichen? (Abgrenzung)
3. Wie sieht das derzeitige Sexualverhalten aus? (Verhaltensanalyse)
4. Wie hat sich die sexuelle Problematik entwickelt? (Lerngeschichte des problematischen Verhaltens)
5. Welche Motivation besteht zur Änderung der Störung? (Therapiemotivation)

Reihenfolge

In den folgenden Kästen (s. S. 39–40, 42–45) sind zu den Fragen 1 bis 5 Themenbereiche stichwortartig aufgelistet (s. auch die Karte „Leitfaden zur Diagnostik und Verhaltensanalyse" im Anhang des Buches). Das Ziel des Leitfadens ist, dem Therapeuten eine Hilfestellung zu geben, damit alle wichtigen Themenbereiche angesprochen werden. Die Auflistung bedeutet nicht, daß die einzelnen Themenbereiche genau in dieser Reihenfolge zu erfragen sind. Als sinnvoll hat sich allerdings erwiesen, bei der Abklärung einer sexuellen Problematik in der Reihenfolge der oben aufgelisteten Fragen vorzugehen.

„Roundtable"

Als Abschluß der diagnostischen Phase empfiehlt es sich, die gewonnenen Informationen zusammenzufassen und in einer Sitzung mit dem Paar zu besprechen. Ziel dieser Besprechung (Masters & Johnson nannten sie „Roundtable") ist, den Partnern die Entstehung und die Funktion ihrer sexuellen Problematik verständlich zu machen. Das bedeutet eine Entlastung und die Unterbrechung gegenseitiger Schuldzuweisungen. In dieser Sitzung werden gemeinsam mit beiden Partnern die möglichen Ziele der Therapie formuliert. Das Therapierational sowie der geplante Ablauf der Therapie werden erklärt.

- *Der Einsatz von Fragebogen*

Fragebogen können gerade im Bereich der Sexualität das Gespräch nicht ersetzen und sollten erst dann eingesetzt werden, wenn sich eine vertrauensvolle Beziehung zwischen Patient und Therapeut aufgebaut hat.

<small>Es stehen nur wenige sinnvolle Fragebögen zur Verfügung</small>

Leider gibt es kaum Fragebogen zum Einsatz im Rahmen der Diagnostik und Therapie sexueller Störungen, die hinsichtlich Inhalt und statistischer Kennwerte befriedigend sind. Einige wenige findet man in dem Kompendium von Hank, Hahlweg und Klann (1990), in dem vor allem Fragebogen zur Partnerschaft und Familie gesammelt sind. Darüber hinaus werden darin die für die Partnertherapie notwendigen Materialien zur Abklärung von Depression, Suizidgedanken, Angst, Alkoholismus und vegetativen Symptomen dargestellt.

In einer Übersicht wurden von Strauß und Hein (1999) Fragebogen zusammengetragen, die sich auf die Erfassung von sexuellen Einstellungen, Normen und Wissen beziehen, sowie Fragebogen zum Sexualverhalten und zur sexuellen Entwicklung. Die meisten dieser Instrumente sind allerdings für den therapeutischen Einsatz nur bedingt geeignet, da sie primär als Forschungsinstrument entwickelt wurden, außerdem stammen sie aus dem angloamerikanischen Raum.

3.3.1 Was ist das sexuelle Problem?

<small>Art der sexuellen Symptomatik</small>

Zunächst muß geklärt werden, ob überhaupt eine sexuelle Problematik besteht und wenn ja, welche. Das klingt einfacher, als es häufig ist; vor allem dann, wenn weder Therapeut noch Patient konkret miteinander sprechen. „Es klappt nicht mehr" – eine häufige Aussage von Patienten – kann die verschiedenartigsten Krankheitsbilder beinhalten; so zum Beispiel Erektionsprobleme. Es können auch Ejakulationsprobleme damit gemeint sein. Es kann bedeuten, daß die Problematik bei der Partnerin liegt (zum Beispiel Vaginismus oder Orgasmusstörungen) oder der Patient meint, daß er statt auf siebenmal pro Woche Geschlechtsverkehr jetzt „nur noch" dreimal pro Woche Lust hat. Es ist daher wichtig, daß der Therapeut *konkret* nach dem Erektions- und Ejakulationsverhalten fragt. Bei *Erektionsproblemen* muß der Therapeut wissen, seit wann sie auftreten, ob sie immer auftreten, oder ob sie zum Beispiel situations- oder partnerabhängig sind, wie stark die Erektion beim (versuchten) Koitus ist, ob es Erektionen bei der Masturbation und beim morgendlichen Aufwachen gibt. Bezüglich der *Ejakulation* wird man nach dem Zeitpunkt der Ejakulation fragen (bei der Immissio oder kurz danach), inwieweit sie bei der Masturbation und beim Koitus kontrollierbar ist, wie die Partnerin den Zeitpunkt der Ejakulation empfindet. Weiterhin muß nach der *Appetenz*, dem sexuellen Verlangen gefragt werden. Es interessiert die Häufigkeit des sexuellen Verlangens, ob und wann es nachgelassen hat. Möglicherweise besteht eine Appetenzstörung ohne gleichzeitige Problematik der Erektion oder Ejakulation. Die Bereiche, die abgeklärt werden sollten, sind im folgenden Kasten systematisch aufgelistet.

	Beschreibung des sexuellen Problems
Erektion	– Erektionsstärke bei Masturbation, Petting, Koitus – Häufigkeit und Stärke morgendlicher Erektionen – Zeitpunkt des Nachlassens der Erektion
Ejakulation	– Zeitpunkt der Ejakulation – Gefühl der Kontrollierbarkeit – Wie empfindet die Partnerin den Zeitpunkt?
Appetenz	– Häufigkeit des sexuellen Verlangens – Nachlassen des sexuellen Verlangens – zeitliches Verhältnis zwischen Sexualstörung und Appetenzmangel
Dauer	– plötzliches oder schleichendes Auftreten der Störung – Schwankungen im Verlauf
Abhängigkeit der Störung	– Situation – Praktik – Partner/-in
Gefühle und Kognitionen	– Welche Gefühle, Kognitionen und Verhaltensweisen gehen der sexuellen Problematik voraus? – Welche Gefühle, Kognitionen und Verhaltensweisen folgen darauf?

Am Ende dieser Gesprächsphase sollte klar sein: **Fazit**
– ob der Patient überhaupt eine *sexuelle* Störung hat,
– um welche sexuelle Problematik es sich handelt,
– wie lange sie bereits besteht und wann sie auftritt,
– ob zusätzlich oder ausschließlich eine (primäre oder sekundäre) Appetenzstörung besteht.

3.3.2 Zusammenhang mit anderen Problembereichen

Probleme in anderen Lebensbereichen beeinflussen die Sexualität

Erst wenn der Therapeut eine genaue Vorstellung von dem sexuellen Problem hat, sollte er in seine Befragung weitere Bereiche einbeziehen. Bevor eine detaillierte Verhaltensanalyse durchgeführt wird, ist es sinnvoll, abzuklären, inwieweit möglicherweise andere Problembereiche die sexuelle Problematik (mit-)bedingen (s. Kasten).

\multicolumn{2}{c}{**Zusammenhang der sexuellen Problematik mit anderen Problembereichen**}	
Partnerschaft	– Entwicklung der Beziehung
	– Güte der Partnerschaft
	– häufige Konflikte, Streitverhalten
	– gegenseitige körperliche Attraktivität
	– Kinder bzw. (ambivalenter) Kinderwunsch
	– Austausch von Zärtlichkeiten
	– unterschiedliche Sexualnormen
	– Bindungsangst
Berufsleben und Freizeit	– starke Überarbeitung oder Unzufriedenheit im Beruf
	– ausreichend viel Freizeit
Äußere Störfaktoren	– Angst, daß Kinder stören
	– Eltern wohnen in der gleichen Wohnung
	– Wochenendehe
Krankheiten	– schwerwiegende körperliche Erkrankung
	– schwerwiegende psychische Erkrankung
	– Nebenwirkung von Medikamenten
Abhängigkeit oder Mißbrauch	– Alkohol
	– Medikamente
	– Drogen
Sexuelle Identität	– homosexuelle Wünsche
	– deviante Phantasien oder Verhaltensweisen
	– Schwierigkeiten mit der eigenen Geschlechtsidentität
Informationsdefizite	– derzeit übliches Sexualverhalten
	– biologische Grundlagen

Man wird sich über das derzeitige *Partnerschaftsverhältnis* informieren und versuchen zu klären, ob mögliche Spannungen in der Partnerschaft erst als Folge der sexuellen Schwierigkeiten aufgetreten sind oder schon länger bestanden. Unterschiedliche sexuelle Normen der Partner und unterschiedliche Einstellungen dazu, was im sexuellen Bereich „normal" ist, können Auslöser für Probleme sein. Man wird daher fragen, inwieweit Übereinstimmung über die Häufigkeit sexueller Aktivitäten, die Praktiken, die Art und

Dauer des Vorspiels usw. besteht. Bei Patienten, die keine Partnerschaft haben und Schwierigkeiten angeben, eine Partnerin zu finden, ist abzuklären, wodurch dies bedingt ist. Möglicherweise spielen Ängste, sich zu binden oder Selbstunsicherheit im Umgang mit dem anderen Geschlecht eine Rolle.

Jede schwere *körperliche Erkrankung* beeinträchtigt die Appetenz, in den meisten Fällen bis in die Rekonvaleszenz hinein. Bei einigen organischen Krankheiten treten sexuelle Störungen gehäuft auf (s. Kapitel 1.2 und 4.2).

Auch *psychische Erkrankungen* können Sexualstörungen verursachen. Sie kommen bei den endogenen, neurotischen und reaktiven Depressionen sowie bei schizophrenen Psychosen vor (weitere Informationen siehe Kapitel 1.2 und 4.2).

Selbstverständlich muß nach möglichen *homosexuellen* und *devianten* Wünschen gefragt werden. Homosexuelle Neigungen, die vom Patienten noch nicht erkannt oder nicht akzeptiert werden, können eine Ursache für Erektionsstörungen sein, wenn er trotzdem versucht, sexuelle Kontakte mit Frauen zu haben (z. B. als Selbsthilfeversuch).

Beachte: Wie bereits beschrieben muß man mit steigendem Alter der Patienten vermehrt davon ausgehen, daß die Sexualstörungen *organisch verursacht oder mitverursacht* werden (s. Kapitel 3.4.3). Organische Erkrankungen sollten durch einen entsprechenden Facharzt ausgeschlossen werden, bevor man mit einer Psychotherapie der sexuellen Problematik beginnt. Die Forderung einer ärztlichen Untersuchung dient auch dem Schutz des Therapeuten:

Man kann damit dem Vorwurf ungenügender Sorgfalt bei der diagnostischen Abklärung begegnen. Möglicherweise kann die Krankheit vor der Sexualtherapie oder gleichzeitig behandelt werden.

Medizinische Abklärung ist wichtig

3.3.3 Derzeitiges Sexualverhalten

Die zur Erfassung des derzeitigen Sexualverhaltens notwendigen einzelnen Bereiche sind im Kasten „derzeitiges Sexualverhalten" genannt. Das Vorgehen richtet sich nach den Ausführungen zur Verhaltensanalyse z. B. von Schulte (1976) oder Sulz (1991). Ein zentraler Punkt der Verhaltensanalyse ist die Untersuchung der Bedingungen, die das Sexualverhalten bestimmen. Die dem Sexualkontakt vorausgehenden und nachfolgenden Verhaltensweisen, Emotionen, Kognitionen sowie die körperlichen Reaktionen müssen herausgearbeitet werden. Dabei werden die gestörten wie die ungestörten sexuellen Aktivitäten erfragt. Das ist wichtig, weil in der Regel bei allen Patienten gestörte und ungestörte Verhaltensbereiche vorhanden sind und es für die Therapieplanung notwendig ist, auch die unproblematischen sexuellen Bereiche zu kennen.

Aktuelles sexuelles Verhalten, Denken und Erleben

Es ist wichtig, die *Verhaltensweisen, Gedanken und Gefühle* bei den einzelnen sexuellen Aktivitäten wie Masturbation und bei jedem einzelnen Schritt des Sexualkontaktes wie Zärtlichkeiten, Vorspiel, Koitus, Verhalten nach dem Koitus genau zu erfragen. Dies erfordert Zeit und häufiges Nachfragen, da es die Patienten nicht gewöhnt sind, ihre sexuellen Verhaltensweisen in sehr kleinen Abschnitten zu sehen und zu beschreiben. Sie beantworten im allgemeinen diese für sie eher unangenehmen Themen sehr pauschal. Zur Aufstellung der Hypothesen zur Aufrechterhaltung der Sexualstörung benötigt der Therapeut jedoch detaillierte Informationen. Besteht eine *Versagensangst,* dann sollte ihre Bedeutung so herausgearbeitet werden, daß auch der Patient versteht, welch starken Einfluß sie auf seine sexuellen Verhaltensweisen hat. Das *Vermeidungsverhalten* sexuellen Situationen gegenüber sollte dabei nicht vergessen werden.

Ein anderer Bereich ist das *partnerschaftliche Verhalten.* Dazu gehört das Kommunikations- und Rollenverhalten der Partner wie auch die Art der Empfängnisverhütung. Können die Partner sexuelle Wünsche äußern bzw. adäquat ablehnen? Wissen sie über ihre gegenseitigen Bedürfnisse überhaupt Bescheid?

Bei Patienten, die zur Zeit keine Partnerin haben, wird das Verhalten in der letzten Partnerschaft erfragt. Außerdem werden die Gründe für die Trennung besprochen und abgeklärt, weshalb sie gegenwärtig ohne Partnerin leben.

Derzeitiges Sexualverhalten	
Sexuelles Setting	– Wo finden sexuelle Kontakte statt? – Wann finden sie statt?
Körperkontakt und Zärtlichkeit	– Häufigkeit – Bedürfnis jedes Partners – Beschreibung des Verhaltens – Zufriedenheit
Vorspiel	– Beschreibung des Verhaltens – Zufriedenheit mit der Dauer – Wünsche jedes Partners
Koitus (bzw. Koitus-Versuche)	– Häufigkeit – Dauer bis zum Orgasmus – Stellungen, ,,Techniken" – Konflikte
Gefühle vor und nach Vorspiel und Koitus	– Ängste, Ekel, Angst vor sexuellem Versagen – Leistungsdruck – Scham-, Schuldgefühle – nichts empfinden

Verhalten nach dem Koitus/Auftreten der sexuellen Problematik	– eigenes Verhalten – eigene Gefühle – körperliche Reaktionen – Reaktion der Partnerin
Kommunikationsverhalten	– Können von beiden Partnern sexuelle Bedürfnisse und Wünsche geäußert bzw. abgelehnt werden? – Wird während der sexuellen Aktivitäten gesprochen? – Wird stimulierendes Vokabular verwendet? – Wird positives Feedback gegeben oder überwiegend negatives? – In welcher Form wird über das sexuelle Problem gesprochen?
Rollen der Partner	– Wer beginnt mit sexueller Annäherung, ergreift Initiative? – Ist einer der Partner eher passiv bzw. eher aktiv während der sexuellen Aktivitäten?
Vermeidungsverhalten	– Beschreibung – Häufigkeit – Werden die Verhaltensweisen vom Patienten als Vermeidungsverhalten erkannt? – Reaktionen der Partnerin
Kognitive Einschätzung des sexuellen Problems Masturbation	– eigene Bewertung – vermutete Einschätzung des Partners – Erklärungsversuche – Häufigkeit – Techniken, Phantasien – Konflikte
Empfängnisverhütung	– Einschätzung der Sicherheit – Beeinträchtigung des sexuellen Erlebens

3.3.4 Lerngeschichte

Obwohl in der Therapie von Sexualstörungen der Einsatz von Interventionen betont wird, die das gegenwärtige Verhalten betreffen, ist es sowohl für den Therapeuten als auch für die Patienten wichtig, die Ätiologie der sexuellen Störung im Rahmen der sexuellen Entwicklung zu sehen und zu verstehen. Patienten sind häufig sehr besorgt wegen des sexuellen Problems: Sie fürchten zum Beispiel schwer krank oder abnorm zu sein. Das Verständnis der Entwicklung der sexuellen Störung trägt meistens nichts zur Änderung der Problematik bei, hilft aber, die Ängste der Patienten zu reduzieren und der Störung eine rationale Sichtweise zu geben. Einem Patienten, der glaubt, seine Störung gehe auf Mängel seiner Persönlichkeit zurück, kann durch das Kennenlernen der Entstehungsbedingungen gezeigt werden, daß das sexuelle Problem etwas ist, was er gelernt hat und was er wieder umlernen kann.

Allgemeine und sexuelle Biographie

Für die Lerngeschichte der sexuellen Problematik müssen Informationen über die sexuelle Entwicklung des Patienten sowie über die Entwicklung des sexuellen Problems erhoben werden. Dazu gehören vor allem die ersten Sexualerfahrungen in der Kindheit bzw. im Jugendalter und die Einstellung der Eltern zur Sexualität. Für den Therapeuten ist es wichtig zu erkennen, welche Auswirkungen die Erziehung und die frühen Erfahrungen auf die gegenwärtige Problematik haben, inwieweit im Rahmen der Therapie darauf eingegangen werden muß.

Am Ende dieser Gesprächsphase sollte der Therapeut Hypothesen über die Entstehungsbedingungen der sexuellen Störungen aufstellen können und der Patient ein erstes Verständnis für die Entwicklung seiner sexuellen Problematik erreicht haben.

Lerngeschichte der sexuellen Problematik	
Elternhaus	– sozioökonomische Situation – schulische und berufliche Entwicklung – Beziehung zur Mutter, zum Vater, zu den Geschwistern – Ehe der Eltern – Kommunikation in der Familie – belastende Ereignisse in der Kindheit und Jugend
Sexuelle Entwicklung	– Einstellung der Eltern zur Sexualität – Sexualerfahrungen in der Kindheit – inzestuöse Erfahrungen – sexuelle Erfahrungen mit Erwachsenen – Masturbation – Sozialverhalten und erste Freundschaften – erster Koitus (Empfindungen, Verarbeitung, Umstände) – negative soziosexuelle Erfahrungen im Jugendalter
Sexuelle Problematik	– erstes Auftreten – emotionale Reaktion und Verhalten der Partnerin – emotionale Reaktion und Verhalten des Patienten – Hypothesen der Partner über die Gründe der Störung – Auswirkung auf die Partnerschaft – Bewertung der Störung durch die Partner

3.3.5 Therapiemotivation

Abschließend sollte die Motivation des Patienten und die seiner Partnerin zur Therapie geklärt werden. Von wem geht die Initiative zur Behandlung aus? Gibt es einen aktuellen Beweggrund, eine Therapie jetzt zu beginnen? Droht zum Beispiel die Partnerin wegen des sexuellen Problems mit Trennung?

Wichtig ist zu besprechen, daß es sehr hilfreich ist, wenn die Partnerin dem Behandlungsprogramm kooperativ gegenüber steht, und wie diese Kooperation aussehen kann. Findet die Therapie ambulant statt, sollte die Partnerin möglichst von Beginn an einbezogen und die Therapie als Paartherapie konzipiert werden. Im Rahmen einer stationären Behandlung muß überlegt werden, inwieweit die Partnerin z. B. bei Wochenendbesuchen an der Therapie teilnehmen kann.

Therapiemotivation
– Initiative zur Therapie (eigene, Partnerin, beide)
– aktueller Beweggrund für die Therapie
– Erwartungen an die Therapie
– bisherige Therapieversuche oder Selbsthilfeansätze

3.4 Therapieplanung

3.4.1 Beratung oder Therapie?

Die therapeutische Intervention kann in Richtung einer Beratung (vgl. Kapitel 4) oder einer Therapie (vgl. Kapitel 5.1) gehen. Das ist jedoch nicht grundsätzlich zu trennen: jede Beratung ist gleichzeitig auch Therapie, und ein einziges Gespräch mit beiden Partnern kann bereits erhebliche therapeutische Wirkung haben.

Ein- oder mehrere beratende Gespräche sind ausreichend bei:
– fehlender Aufklärung, fehlendem Wissen über normalphysiologische sexuelle Vorgänge und übliche Sexualität
– ungünstigen äußeren Verhältnissen (z. B. räumliche Enge mit anderen Familienmitgliedern)
– sexuellen Kommunikationsproblemen (z. B. Hemmungen, über Sexualität und sexuelle Wünsche zu sprechen)
– aktuellen kleineren Partnerkonflikten

> **Eine längere Therapie ist notwendig, wenn:**
> - die sexuelle Problematik länger als ein halbes Jahr besteht
> - deutliches Vermeiden sexueller Situationen eruierbar ist, so daß z. B. starke Versagensängste anzunehmen sind
> - seit längerem bestehende Partnerschaftsprobleme angegeben werden
> - einige Sitzungen Sexualberatung keine Änderung gebracht haben

Bei körperlicher Erkrankung behandelnden Arzt einbeziehen

Besteht eine sexuelle Problematik im Zusammenhang mit einer körperlichen Erkrankung, so ist immer eine ausführliche Sexualberatung nötig. Sie sollte in enger Absprache mit dem behandelnden Arzt erfolgen.

3.4.2 Partnertherapie oder Sexualtherapie?

Im Zweifelsfall mit Sexualtherapie beginnen

Bestehen sexuelle und partnerschaftliche Probleme gleichzeitig, so sollte die Therapie bei dem Problem ansetzen, das zur Zeit im Vordergrund steht. Wenn die sexuelle Problematik und die Partnerproblematik gleichermaßen belastend erscheinen, dann empfiehlt es sich, mit der Behandlung der sexuellen Störung zu beginnen. Im sexualtherapeutischen Vorgehen zeigt sich sehr viel schneller als in einer auf die Partnerproblematik ausgerichteten Therapie, ob dieser therapeutische Ansatz durchgehalten werden kann.

Ist die Entscheidung für eine Therapie der sexuellen Problematik gefallen, dann sollte vor Beginn das angestrebte Ziel der Behandlung klar definiert werden. Wegen der engen Verzahnung von Sexualität und Partnerschaft sollte bereits vorher überlegt werden, wie sich eine verbesserte Sexualität auf die Partnerschaft auswirken könnte. So wird z. B. eine beseitigte Erektionsstörung den Mann in seinem Selbstbewußtsein stärken und ihn in der Beziehung mächtiger werden lassen. Das bedeutet, daß das Paar für seine Partnerschaft ein neues Gleichgewicht finden muß.

- *Verdeckte Partnerproblematik*

Partnerprobleme manchmal erst unter Sexualtherapie erkennbar

Partnerprobleme und sexuelle Schwierigkeiten können so eng miteinander verzahnt sein, daß die Partnerproblematik zunächst nicht erkennbar ist. Das Paar demonstriert partnerschaftliche Einigkeit und ist sich unter Umständen der verursachenden Partnerproblematik gar nicht bewußt. Arentewicz und Schmidt (1993) schildern vier typische partnerdynamische Prozesse:
- Delegation: Der „ungestörte" Partner hat ein Interesse an der Funktionsstörung des Betroffenen, ohne es deutlich zu merken. Er braucht die Störung beispielsweise, um seine eigenen Probleme zu kaschieren, oder er kann sich dadurch selbst überlegen fühlen.
- Arrangement: Die sexuelle Funktionsstörung kann zu einem Arrangement zwischen den Partnern werden, das beiden nutzt. Das Motiv kann

gemeinsame Abwehr von Sexualängsten sein, etwa dann, wenn der männliche Partner einer Frau mit Vaginismus Erektionsstörungen hat. Man hat sich bewußt oder unbewußt arrangiert.
- Wendung gegen den Partner: die sexuelle Funktionsstörung wird gegen den Partner eingesetzt, um Dominanzkonflikte auszutragen.
- Ambivalenzmanagement: Die Sexualität kann zu einem wichtigen Regulativ für die richtige Balance in einem Nähe-Distanz-Konflikt werden. Über sexuelle Kontakte kann dann bei zuviel Distanz zum Partner Nähe hergestellt werden, und umgekehrt wird durch eine sexuelle Störung bei zuviel Nähe ein größeres Maß an Distanz erreicht (z. B. Männer mit Erektionsstörungen, die immer dann auftreten, wenn die weit entfernte Partnerin Bereitschaft zeigt, zu ihm zu ziehen).

Diese „verdeckten" Partnerprobleme sind in der diagnostischen Phase meistens nicht zu erkennen, vielleicht zu erahnen. Sie zeigen sich deutlich, wenn während des übenden Anteils der Sexualtherapie die Behandlung stockt oder vom Partner boykottiert wird. Während der Übungen können dem übenden Paar Kognitionen deutlich werden, die ihnen vorher nicht bewußt waren. In der Regel wird dann eine Revision des bisherigen Therapiekonzeptes nötig.

3.4.3 Psychische oder organische Verursachung?

Bei manchen Patienten ist es nicht leicht zu erkennen, ob die sexuellen Funktionsstörungen psychische oder körperliche Ursachen haben. Wenn die Ursachen eng miteinander verzahnt sind, muß versucht werden zu klären, welcher Bereich überwiegt oder z. Zt. im Vordergrund steht. Ohne eine solche Entscheidung ist eine Therapieplanung nur schwer möglich. Aus der gründlichen Erfassung der bestehenden sexuellen Symptomatik können für diese Entscheidung wichtige Rückschlüsse gewonnen werden.

<small>Enge Verzahnung</small>

- *Situationsabhängigkeit* ist eines der wichtigsten Kriterien. Besteht eine sexuelle Problematik nur unter bestimmten Umständen (nur bei einer Partnerin; nur unter arbeitsmäßiger Belastung, aber nicht im Urlaub; nur beim Kontakt mit der Partnerin, nicht aber bei der Masturbation u. ä.), so ist eine Psychogenese der Störung äußerst wahrscheinlich. Besteht die sexuelle Problematik jedoch „durchgängig", z. B. Erektionsstörungen sowohl bei morgendlichen Erektionen, bei der Masturbation als auch im Partnerkontakt, dann wird eine körperliche Ursache sehr viel wahrscheinlicher.

<small>Situativ versus durchgängig</small>

- *Der Beginn.* Akutes Auftreten der sexuellen Problematik spricht eher für eine Psychogenese, schleichender Beginn für körperliche Ursachen.

<small>Akuter versus schleichender Beginn</small>

- **Belastende Lebensereignisse**
 Zusammenhang mit belastenden Lebensereignissen. Lassen sich partnerbezogene Probleme bzw. negative Lebensereignisse eruieren, die mit dem Beginn der Störung zeitlich zusammenfallen, ist das ein Hinweis auf eine Psychogenese.

- *Appetenzmangel.* Bestehen Appetenzstörungen, so erhält man über die Abklärung, ob sie primär oder sekundär bestehen, wichtige diagnostische Hinweise.

Primär — Ist die Appetenz primär herabgesetzt, d. h. hat die sexuelle Problematik mit einer Reduktion des sexuellen Interesses begonnen, so ist dieser Appetenzmangel meistens ein Symptom einer anderen Problematik, wie z. B. eines Hypogonadismus, einer Depression oder es ist ein Nebeneffekt verschiedener Pharmaka, insbesondere von Psychopharmaka. Auch Partnerkonflikte können die Ursache einer primären Appetenzstörung sein. Allerdings sind diese Partnerprobleme meist sehr offensichtlich.

Sekundär — Der sekundäre Appetenzverlust, der sich als Folge einer anderen Sexualstörung (z. B. Erektionsstörungen) später entwickelt, ist als Vermeidungsverhalten zu interpretieren: Hat ein Patient mehrfach sexuelles Versagen durch eine gestörte sexuelle Funktion erlebt, wird er die Lust an der Sexualität verlieren und sexuelle Kontakte nicht mehr aufnehmen wollen. Er vermeidet dadurch die Blamage erneuten Versagens (vgl. Kapitel 2). Subjektiv erlebt und berichtet der Patient dieses Vermeidungsverhalten als „fehlende Lust".

- *Die Orientiertheit der Patienten auf körperliche Ursachen.* Viele Männer erhoffen sich, daß ihr sexuelles Problem körperlich bedingt ist und durch somatische Behandlung beseitigt werden kann. Sie scheuen die psychische Auseinandersetzung mit ihrer Problematik aus den verschiedensten Gründen. Sie sind oft so überzeugt von der Organizität ihrer Problematik, daß sie erst nach einer gründlichen körperlichen Untersuchung durch einen Facharzt zu einer Diskussion über mögliche psychische Ursachen bereit sind. Der Therapeut ist in diesem Falle gut beraten, die ihm notwendig erscheinende Diagnostik zum Ausschluß körperlicher Ursachen zu veranlassen und danach, bei körperlich unauffälligem Befund, behutsam auf die Möglichkeit einer psychischen Genese zurückzukommen.

Kriterien für eine organische (Mit-)Verursachung
– keine Situationsabhängigkeit der Störung (durchgängige Störung; z. B. bei Erektionsstörungen: Erektionen immer zu gering und/oder sehr schwankend)
– schleichender, langsamer Beginn der sexuellen Problematik
– Patient ist über 50 Jahre alt
– kein Zusammenhang mit belastenden Lebensereignissen
– primäre Appetenzstörung

- Schmerzen bei sexuellem Kontakt (Dys-, Algopareunie)
- gleichzeitiges Bestehen körperlicher Störungen, von denen Auswirkungen auf die Sexualität bekannt sind (Erkrankung, Traumata, Operationen, Fehlbildungen)
- gegenwärtige kontinuierliche pharmakologische Behandlung
- Verdacht auf Drogen- oder Alkohol-Mißbrauch

Kriterien für eine Psychogenese

- Situationsabhängigkeit der Störung (situative Störung z. B. bei Erektionsstörungen: zunächst volle Erektion, die in einem bestimmten Moment plötzlich nachläßt; keine Probleme mit der Erektion bei Masturbation)
- akuter Beginn der sexuellen Problematik
- Zusammenhang mit belastenden Lebensereignissen
- Patient ist unter 50 Jahre alt
- keine oder eine sekundäre Appetenzstörung
- keine Angabe von sonstigen körperlichen Störungen; auch nicht anamnestisch
- keine Einnahme von Medikamenten; kein Drogen- oder Alkoholmißbrauch

4 Sexualberatung

Bei weitem nicht in jedem Fall muß eine sexuelle Problematik gleich mit einer speziellen Psychotherapie behandelt werden. Viele sexuelle Probleme sind mit einigen Stunden Sexualberatung zu lösen.

4.1 Häufige Beratungsthemen

4.1.1 Informationslücken

Trotz der breiten Diskussion der Sexualität in der Öffentlichkeit halten sich seit Jahrzehnten hartnäckig Informationslücken. Dazu trägt sicher bei, daß diese öffentliche Diskussion nicht sexualaufklärend ist, sondern vorwiegend aus Sensationslust auf das Außergewöhnliche, das Schrille, das Unübliche zielt. So zeigt sich, daß die Durchschnittsbevölkerung auch heute noch über den sexuellen Bereich oft „pseudo-aufgeklärt" ist. Die Informationslücken sind teilweise von Idealvorstellungen gefüllt, die mit der Realität wenig oder nichts zu tun haben („phallische Mythen"). Einige Beispiele:

Phallische Mythen

- Die unterschiedlichsten Vorstellungen bestehen über die *Größe des Penis*. Die Penisgröße ist unabhängig von der Körpergröße und hat keinen Einfluß auf die sexuelle Potenz. Die Scheide paßt sich beim Koitus der Penisgröße an. Insuffizienzgefühle wegen eines angeblich zu kleinen Penis sind meist Ausdruck fehlender Selbstsicherheit.
- Ein weiterer Mythos ist das unbedingte Streben nach dem gleichzeitigen Erreichen des Orgasmus für beide Partner, da *Gleichzeitigkeit* eher selten ist.
- Sehr verbreitet ist die Meinung, jeder Geschlechtsverkehr müsse mit einem Orgasmus verbunden sein; bei einem sehr lang ausgedehnten Geschlechtsverkehr oder bei sexuellem Kontakt kurz hintereinander kann er sowohl beim Mann als auch bei der Frau ausbleiben.
- Es ist ein Irrtum zu glauben, die Erektion beim Manne bedeute, daß auch die Frau sogleich sexuell erregt und zum Geschlechtsverkehr bereit zu sein hat.
- Bei einigen Paaren besteht noch immer die Meinung, daß nur der Mann beim Liebesspiel der Aktive, die Frau aber die Passive zu sein hat.
- Die *Koitushäufigkeit* variiert außerordentlich. Sie wird beeinflußt vom Lebensalter, von der psychosexuellen Konstitution und einer Fülle individueller psychosozialer Faktoren. Mehrmaliger sexueller Kontakt in einer Nacht ist bei den meisten Paaren die Ausnahme.
- Die *Variabilität* des sexuellen Verhaltens ist äußerst groß, die Varianten des Sexualkontaktes sind sehr zahlreich. Das war schon immer so – und die Kluft zwischen „moralisch erlaubtem" Sexualverhalten und tatsächlichem Verhalten war erheblich; sie ist sicher in letzter Zeit geringer geworden. Etwas pointiert kann man sagen: „Erlaubt" ist alles, was zwei Partnern Spaß macht und im Einverständnis miteinander geschieht, ihnen oder anderen nicht schadet und keine anderen Personen ohne deren Einverständnis einbezieht.
- Seit Jahrzehnten ist vor allem bei Männern die enge Sicht von Sexualität unverändert, die darin besteht, Sexualität auf den Sexualkontakt mit dem Penis in der Scheide zu reduzieren. In der Beratung muß die Breite sexuellen Erlebens deutlich gemacht werden. Die Bedeutung von Zärtlichkeit, Zuneigung, des Gefühls der Geborgenheit und des füreinander Daseins sollten vermittelt werden sowie die hohe Bedeutung der erotischen Kontakte, die kein Koitus sind.
- Die Kenntnis über geschlechtsspezifisches, unterschiedliches Erleben von Sexualität kann fehlen. Vielen Männern ist völlig unbekannt, daß für Frauen die psychische Gesamtsituation zum Erleben von Sexualität eine große Bedeutung hat; die Atmosphäre muß stimmen. Dazu gehören der partnerschaftliche Bereich, das Gefühl des Vertrautseins miteinander, der Geborgenheit in der Beziehung usw. Aber auch die physiologischen Unterschiede zwischen Mann und Frau im sexuellen Reaktionszyklus können nicht bekannt sein.

– Fehlende Kenntnis über *altersbedingte Veränderungen*. Im höheren Lebensalter treten im sexuellen Bereich ganz normale Veränderungen auf, sowohl im Sexualverhalten, in der Einstellung zur Sexualität als auch bei den physiologischen Reaktionen auf sexuelle Stimulierung. Ist die Normalität dieser Veränderungen nicht bekannt, dann werden sie von älteren Männern nicht selten als krankhaft betrachtet, als erstes Anzeichen eines Versiegens der sexuellen Kraft. Das ist eine Fehlbeurteilung, die sexuelle Störungen verursachen kann (s. Kapitel 1.5.3).

4.1.2 Einstellungsveränderungen

Ende der 50er, Anfang der 60er Jahre vollzog sich eine Einstellungsänderung gegenüber der Sexualität, die von Sigusch und Schmidt (1973) als „Sexueller Liberalisierungsprozeß" bezeichnet wurde. Die Gesellschaft wurde toleranter gegenüber sexueller Varianz, die Sexualerziehung der Kinder war offener, junge Frauen und Männer begannen deutlich früher mit sexuellen Aktivitäten. Diese freiere Einstellung hatte ihre positiven und negativen Aspekte. Die positive Seite war unzweifelhaft der Abbau von Ängsten und Schuldgefühlen im Zusammenhang mit der Sexualität. Dadurch fiel es auch Patienten mit Sexualstörungen leichter, ihre Probleme auszusprechen und einen Therapeuten aufzusuchen. Andererseits führte die Liberalisierung zu neuen Normen; der Leistungsaspekt nahm deutlich zu: Man meinte, ein gesellschaftlich gefordertes Maß an sexueller Aktivität erbringen zu müssen, als psychohygienische Leistung für sich und die Partnerschaft. Das Leistungsdenken, ein typisches Symptom unserer Zeit, hat auch im Bereich Sexualität Einzug gehalten. Das hat neue sexuelle Probleme geschaffen: Probleme sexueller Überforderung etwa nach dem Motto: Ein Mann ist jederzeit zu sexuellem Kontakt fähig und will es auch. Dieser Aspekt spielt häufig eine große Rolle bei Männern mit Erektionsproblemen. Die Wirklichkeit sieht so ganz anders aus. Betroffenen Männern wird es in der Beratung helfen, wenn sie Informationen über die Daten von Befragungen zum Sexualverhalten bekommen (s. Kapitel 1.5.2).

Sexuelle Liberalisierung

Für die jüngere Generation gilt, daß wir in einer Zeit der Neuordnung des Geschlechterverhältnisses leben. In der jungen Generation haben sich viele sexuelle Normen verändert, zum Beispiel wird die Initiative zu sexuellem Kontakt heute wesentlich häufiger von der Partnerin übernommen. Lebt jemand noch in der Überzeugung überholter Normen, kann er in Konflikt geraten, wenn die Partnerin hierzu eine andere Einstellung hat. Auch das kann ein Thema der Sexualberatung sein.

Neuordnung des Geschlechterverhältnisses

4.1.3 Probleme in der sexuellen Kommunikation

Gehemmte sexuelle Kommunikation

Dabei handelt es sich meistens um Hemmungen, sich besondere sexuelle Wünsche, Bedürfnisse oder Bedenken einzugestehen und/oder sie auszusprechen. Einige Beispiele:
- Der Patient ist sich unsicher, ob seine Wünsche noch als ,,normal" anzusehen oder bereits ,,pervers" sind: Er weiß etwa nicht, wie die Partnerin oder er selbst oral-genitale Kontakte einstufen soll.
- Lebt ein junges Paar mit den Eltern in derselben Wohnung, so können die Partner erhebliche sexuelle Hemmungen entwickeln, wenn sie wissen, daß die Eltern über ihre sexuellen Kontakte informiert sind. Sie sprechen nicht darüber, da man sich ja dem Partner gegenüber nicht die Blöße geben möchte, daß einem diese Situation etwas ausmacht.
- Im Rahmen der sexuellen Liberalisierung wurde es üblich, sich auch vor den eigenen Kindern sehr freizügig zu verhalten; eine sexuelle Intimsphäre wird nicht mehr als nötig erachtet. Paare, die sich dieser Norm verpflichtet fühlen, ohne innerlich dazu stehen zu können, kommen verständlicherweise in erhebliche Konflikte, wenn ihre Kinder sie ,,im Bett" überraschen. Die Angst, im falschen Moment gestört zu werden, kann dann Ausmaße annehmen, die zu Erektionsschwierigkeiten führt.

4.1.4 Besonderheiten in verschiedenen Lebensaltersstufen

- *Jugendliche*

,,Typen" von Jugendlichen

Buddeberg (1996, Seite 110ff.) beschreibt vier Typen von Jugendlichen mit sexuellen Ängsten und Schwierigkeiten, will damit aber weder den Anspruch auf Vollständigkeit erheben, noch ausschließliche Gültigkeit für die Jugend beanspruchen. Er bespricht 1. die sexuell Gehemmten. Er warnt vor der Gefahr der Überforderung dieser Jugendlichen in der Beratung, wenn man sie mit aufklärenden Informationen überschüttet. Er beschreibt 2. die sexuellen Mitläufer, die Beratungsgesprächen im allgemeinen gut zugänglich sind. Er nennt 3. die ,,sexuellen Leistungssportler" und schließlich 4. die ,,sexuellen Idealisten" und gibt Hinweise im Umgang mit ihnen in der Beratungssituation.

- *Die Gründung einer Familie*

Die junge Familie

Wenn sich aus der partnerschaftlichen Zweierbeziehung eine familiäre Dreierbeziehung entwickelt, ändert sich vieles. Die Partnerschaft war vielleicht eine gewachsene Beziehung zwischen zwei sehr selbständigen Personen, die Wert darauf legten, daß sie ein großes Maß an Selbständigkeit und Unabhängigkeit beibehalten können. In diese Zweierbeziehung tritt nun eine dritte, völlig abhängige Person ein, die über längere Zeit rund um die Uhr zu betreuen und zu versorgen ist. Das muß zu einer Neuverteilung der Aufgaben in der jungen Familie führen. Die Entwicklung der Zweier- zur Dreierbeziehung verändert auch grundsätzlich die Qualität der Partnerschaft. Man ist nicht mehr nur der Partner des anderen, man ist auch die Mutter bzw. der Vater des Kindes.

- *Die mittleren Lebensjahre*

Langdauernde Beziehungen. Die Sexualität ist häufig der Spiegel der Qualität einer partnerschaftlichen Beziehung. Bedenklich ist die Entwicklung einer sexuellen Monotonie mit nachlassendem sexuellen Interesse. Sie ist sehr häufig Ausdruck einer monotonen Partnerschaft. Die Wiederbelebung der Beziehung über den Aufbau einer positiven Spannung, über gemeinsame Interessen und gemeinsames Ausbrechen aus der Eintönigkeit des Alltags wird auch zu einer Wiederbelebung der partnerschaftlichen Sexualität führen. **Monotonie**

Die Krise des Mannes. Das mittlere Lebensalter ist die Zeit, in der der Mann beginnt, einen Lebensrückblick zu halten. Das Resultat kann befriedigend sein, wenn sich Erreichtes mit dem gesteckten Lebensziel deckt. Es kann sehr bedrückend werden und zu depressiven Verstimmungen und damit zu sexuellen Problemen führen, wenn Erreichtes und Erwünschtes stark auseinanderklafft. **Kritischer Lebensrückblick**

Auszug der Kinder. Die Situation in der Familie ändert sich. Die Kinder sind groß und suchen nach Eigenständigkeit. Sie ziehen weg, das Nest wird leer. Aus der Familie wird wieder eine Zweierbeziehung, beide Partner müssen – wieder – eine Neuorientierung finden. Diese Umorientierung gelingt um so besser, je intakter die Partnerschaft ist. Sehr schwierig kann sie werden, wenn man sich auseinandergelebt hat und nur noch nebeneinander herlebt. Dann ist auch der sexuelle Bereich ohne Leben. **Auszug der Kinder**

- *Das höhere Lebensalter*

Auf die altersbezogenen normalen Veränderungen im Sexualverhalten, in der Einstellung zur Sexualität und in der Sexualphysiologie als Quelle sexueller Probleme bei Mißverständnissen wurde bereits eingegangen (s. Kapitel 1.5.3).

Zwei weitere Situationen kommen im höheren Lebensalter als Auslöser sexueller Probleme häufiger vor: die Partnerschaft zu einer wesentlich jüngeren Frau und eine neue Beziehung nach dem Tode der bisherigen Lebenspartnerin. Treten bei letzterem sexuelle Probleme auf, dann können das Schuldgefühle gegenüber der verstorbenen Partnerin sein, von der man sich innerlich noch nicht vollständig gelöst hat, oder die neue Partnerschaft **Die neue Beziehung** wurde aus anderen Motiven eingegangen, z. B. den Lebensabend nicht allein verbringen zu wollen, ein durchaus legitimes Bedürfnis. Dann muß man die wahre Motivation besprechen und sich mit dem Partner über die Art des partnerschaftlichen Verhältnisses einig werden.

Der Altersunterschied

Treten bei einem älteren Mann sexuelle Schwierigkeiten bei Aufnahme einer neuen Beziehung zu einer wesentlich jüngeren Frau auf, dann sind sie meist bedingt durch Verlustängste und die Angst vor der „jüngeren Konkurrenz"; das kann zu der Meinung führen, die Partnerschaft nur halten zu können, wenn das Sexualleben für die Frau besonders aktiv und befriedigend gestaltet werden kann. In jeder Begegnung mit der Partnerin stellt sich also der ältere Mann unter Erfüllungszwang. Die dadurch unweigerlich auftretenden Leistungsängste verursachen dann sehr leicht eine Erektionsproblematik. Das wird noch durch die verbreitete Einstellung gefördert, daß auch Männer im höheren Lebensalter in allen Bereichen „ihren Mann stehen" sollten („Die jungen Alten").

Problembereiche für die Sexualität im mittleren und höheren Lebensalter:

- Monotonie der Partnerschaft
- berufliche Belastung und/oder Enttäuschung, Probleme mit der Pensionierung
- Umorientierung in der Partnerschaft durch Auszug der Kinder
- Unkenntnis der altersbedingten Veränderungen in der Sexualphysiologie, im Verhalten und in der Einstellung
- sexuelle Selbstüberforderung
- Verwitwung
- körperliche Erkrankungen

4.1.5 Information über Therapiemöglichkeiten

Beratung über Therapie

Wenn sich nach einigen Beratungssitzungen zeigt, daß die sexuelle Problematik umfassender ist und eine Beratung nicht ausreichend sein dürfte, wird der Patient erwarten, über die nunmehr notwendigen weiteren therapeutischen Möglichkeiten informiert zu werden; das insbesondere dann, wenn er hierzu an einen anderen Therapeuten überwiesen wird. Die ausführliche Information ist nicht nur nötig, weil der Patient wissen möchte, auf was er sich einlassen soll, sondern auch deshalb, damit er weiß, daß therapeutische Hilfe überhaupt möglich ist. Es ist sicherlich sinnvoll – sofern möglich – auch prognostische Hinweise zu geben, die man in positiver Form ausdrücken sollte.

4.2 Sexualstörungen und andere Erkrankungen

Eine besondere Situation ergibt sich, wenn Patienten Krankheiten haben, die mit einer sexuellen Problematik einhergehen können.

Auswirkungen von Krankheiten
– direkte Wirkungen einer Erkrankung auf die sexuelle Funktion (z. B. Querschnittslähmung) – Folgen einer Behandlung auf die Sexualität (Medikamente, Operation) – psychologische Reaktionen auf die Erkrankung (depressive Verstimmung)

Der Patient sollte frühzeitig über Wahrscheinlichkeit und Ausmaß möglicher sexueller Störungen informiert werden. Damit kann man eine Chronifizierung sexueller Probleme vermeiden, die sich aus Unsicherheit, Unaufgeklärtheit, Vermutungen und Befürchtungen ergeben können. Diese frühzeitige Information, ein ganz besonders wichtiger Bereich der Sexualberatung, sollte *immer* in enger Zusammenarbeit mit und/oder durch den behandelnden Arzt erfolgen. Nur so ist die Grundlage dafür geschaffen, daß der Patient die Aufklärung als kompetent akzeptiert.

Enge Zusammenarbeit mit behandelndem Arzt

4.2.1 Körperliche Krankheiten

● *Traumata, Rückenmarksverletzungen*

Patienten mit Querschnittsläsionen, oft junge Männer nach einem Unfall, sind zur größten Gruppe unter den körperlich Schwerbehinderten geworden und die Zahl der Querschnittsgelähmten steigt weiter an. Die Störungen der Sexualfunktion treten zwar im Vergleich zu den deutlich ins Auge fallenden Veränderungen am Bewegungsapparat und den neurologischen Ausfällen in den Hintergrund, haben jedoch in der Rehabilitationsphase für den Behinderten entscheidende Bedeutung. Die meisten Patienten glauben, völlig „impotent" zu werden. Das beeinflußt entsprechend negativ ihr Selbstwertgefühl.

Querschnittslähmungen

Die Patienten haben oft Hemmungen, sich hierüber zu informieren. Diese Haltung ist sicher zum Teil iatrogen erzeugt: In den Rehabilitationskliniken wird verständlicherweise der Schwerpunkt auf die körperliche Rehabilitation gelenkt, der Bereich Sexualität wird nur selten von den Betreuern und Therapeuten angesprochen. Gelegentlich verdrängen die Patienten auch selbst ihre sexuellen Sorgen. Sie geben vor, an sexuellen Beziehungen nicht interessiert zu sein und vermeiden somit das gefürchtete Thema.

Sexuelle Funktionsstörungen sind bei Rückenmarksläsionen häufiger als Blasenentleerungs- und Stuhlgangsstörungen. In Abhängigkeit von der

Höhe der Läsion sind die Erektion und Ejakulation in unterschiedlichem Ausmaß möglich.

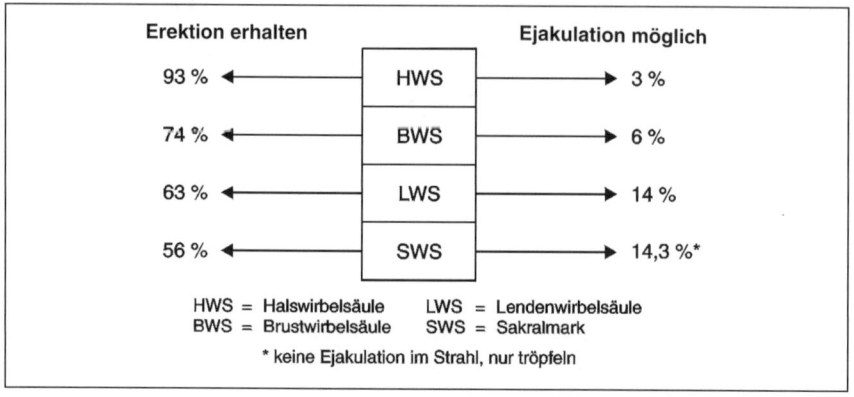

Abbildung 8:
Zusammenhang zwischen Höhe der Läsion und Häufigkeit ungestörter Erektion bzw. Ejakulation (aus Tarabulcy, 1972)

Die Fähigkeit zur Erektion ist bei einer hohen Querschnittsläsion häufiger erhalten als bei einer tieferliegenden. Im Gegensatz dazu nimmt die Ejakulationsfähigkeit mit der Tiefe des Verletzungsniveaus zu (s. Tarabulcy, 1972, Abbildung 8).

Einbeziehung der Partnerin

Für die Betreuung sind geschickte Beratung und Führung wesentlich wichtiger als die nur sehr begrenzt mögliche medizinische Therapie. Die realistischen Chancen müssen besprochen werden, die der Querschnittsgelähmte hat, Sexualität im Rahmen einer Partnerschaft zu erleben. Dem können eine schwerwiegende Entstellung entgegenstehen und damit sehr geringe Chancen, eine Partnerin zu finden. Dann wird die Autoerotik von Bedeutung. Hierzu gibt Frau Winter-Klemm (1982), eine selbstbetroffene Psychologin, wichtige Informationen.

Querschnittsgelähmte sind aufgrund ihrer geistigen Unversehrtheit und ihrer meist abgeschlossenen psychischen Entwicklung oft in der Lage, ihre schon vor dem Unfall bestehenden Partnerbeziehungen fortzusetzen. Es ist sicher sinnvoll und auch notwendig, mit der Partnerin über die veränderte Situation beratende Gespräche zu führen. Auch sie muß sich völlig neu orientieren und braucht dazu professionelle Unterstützung.

- *Diabetes mellitus*

Bei der Beratung von Diabetikern mit sexuellen Störungen geht es in erster Linie um die Abklärung, welche der drei Formen besteht, da dies Auswirkungen auf die Therapieplanung hat.

- Akute diabetische Entgleisungen können zu vorübergehenden Erektionsstörungen führen, die meistens mit Appetenzverlust einhergehen. Eine gute Einstellung des Diabetes beseitigt sie. Ursachen
- Diabetesbedingte chronische Erektionsstörungen sind die häufigste Form. Sie sind durch eine Therapie des Diabetes nicht zu beeinflussen. Patienten mit dieser Störungsform brauchen Beratung mit dem Ziel der Akzeptanz der bestehenden Situation (Sexualität ist auch erlebbar mit unzureichenden Erektionen, s. Kapitel 4.1) oder sie benötigen Informationen über die Vor- bzw. Nachteile der zur Verfügung stehenden körperlichen Behandlungsmöglichkeiten und technischen Hilfsmittel (s. Kapitel 5.3).
- Psychisch bedingte Erektionsstörungen können in Form einer „Selbstprophezeiung" auftreten, wenn sie der Patient mit großer Wahrscheinlichkeit erwartet. Diese Patienten sind einer Sexualberatung zugänglich, wenn die Problematik noch nicht zu lange besteht. Sexualtherapeutische Interventionen werden notwendig, wenn sich die sexuelle Problematik bereits chronifiziert hat (s. Kapitel 5.1).

- *Herzkreislauferkrankungen, Herzinfarkt*

Sexuelle Störungen in dieser Krankheitsgruppe treten besonders bei sehr leistungsorientierten Personen auf und sind weiterhin davon abhängig, wie krank sich der Betroffene fühlt. Wenn es dem Patienten gelingt, seine Erkrankung zu akzeptieren, die Zukunftsangst und -depression zu überwinden, und wenn er in der Lage ist, seine Arbeit wieder aufzunehmen, bessern sich meistens auch die sexuellen Störungen. Persönlichkeit

Zusätzlich spielt die partnerschaftliche Situation eine Rolle. Übermäßige Ängstlichkeit der Partnerin vor den Folgen sexueller Aktivität für das geschädigte Herz bremst die Sexualität genau so wie gut gemeinte Überfürsorglichkeit. Es kann die Gefahr entstehen, daß die gesunde Partnerin zu sehr in eine mütterliche und der Betroffene in eine kindliche Rolle gerät. Der Betroffene wird dann für die gesunde Partnerin zu einem willkommenen Kindersatz, und der Betroffene übernimmt diese Rolle nur zu gern. Eine solche „Mutter-Kind-Beziehung" erschwert die Aufnahme sexueller Kontakte. Partnerschaft

Eine große Sorge ist die Angst vor dem sogenannten „Liebestod" (tödlicher Herzinfarkt bei sexuellem Kontakt). Sie ist auch bei den gesunden Partnern sehr verbreitet. Es ist normal, daß bei sexueller Aktivität der Puls ansteigt und das Herz stärker schlägt. Aus der erwähnten Angst werden diese aus physiologischen Gründen auftretende Pulsbeschleunigung und das verstärkte Herzklopfen sehr rasch als erste Anzeichen übermäßiger Herzbelastung mißinterpretiert, mit der Angst vor akutem Herzversagen. Der sogenannte Liebestod ist ein sehr seltenes Ereignis. In zwei großen Untersuchungen lag seine Häufigkeit unter 1 % aller plötzlichen Todesfälle. Meistens waren es Der sog. „Liebestod"

Männer höheren Lebensalters, die nach reichlichem Essen und Trinken in einer ungewohnten Umgebung (Hotelzimmer) eine außereheliche sexuelle Beziehung mit einer deutlich jüngeren Frau aufgenommen hatten. Auch wenn die Dunkelziffer groß sein dürfte und vielleicht häusliche Todesfälle dieser Art nicht bekannt werden, sollte dieses akute Herzversagen nicht überbewertet werden.

Die Herz- und Kreislaufbelastung bei sexuellem Kontakt entspricht einer fahrrad-ergometrischen Belastung von ca. 75 Watt. Sexuelle Aktivität ist also nicht anstrengender als Treppensteigen über ein oder zwei Stockwerke oder rasches Gehen um einen (amerikanischen) Häuserblock. Ärger beim Autofahren oder eine Auseinandersetzung mit dem Vorgesetzten ist für das Herz ähnlich oder gar mehr belastend. Für einen Betroffenen kann es angstmindernd sein, seine Herz- und Kreislaufbelastbarkeit unter körperlicher Anstrengung auszutesten und sie mit der üblichen körperlichen Belastung beim Geschlechtsverkehr zu vergleichen oder gar, zum Beispiel mit einem Langzeit-EKG, sie direkt zu erproben (näheres hierzu siehe Bernardo, Halhuber, Kockott, 1996).

- *Prostata-Operationen*

Prostatektomie   Der Patient muß darüber aufgeklärt werden, daß die möglicherweise auftretende retrograde Ejakulation, d. h. der Samenerguß in die Harnblase (mögliche Operationsfolge nach einer transvesikalen, also durch die Harnblase erfolgenden Prostatektomie) zwar einen sogenannten „trockenen Orgasmus" (Orgasmus ohne sichtbaren Samenerguß) hervorrufen kann, daß aber dadurch das Orgasmuserleben und überhaupt das Erleben von Sexualität nicht beeinträchtigt werden muß. Der Patient ist auch weiterhin durch eine sogenannte homologe Insemination zeugungsfähig: der Samen des Mannes kann aus dem Urin gewonnen und in die Scheide der Frau eingeführt werden.

Wichtig ist auch die Information, daß bei den retropubischen Prostatektomien (Entfernung durch die Bauchhaut) Erektionsstörungen seltener auftreten als sie im allgemeinen befürchtet werden.

- *Pharmaka, Psychopharmaka*

Komplexer Zusammenhang   Es besteht immer ein sehr komplexer Zusammenhang in der Verursachung sexueller Probleme zwischen der medikamentösen Behandlung einer Erkrankung, der Erkrankung selbst sowie (häufig) der Lebenssituation und (möglicherweise) der Persönlichkeit des Betroffenen. Darauf wurde im Kapitel 1.2 bereits eingegangen. In der Beratung ist zunächst zu klären, ob in diesem komplexen System ein Schwerpunkt erkennbar ist. Daraufhin entscheidet sich, ob die therapeutische Intervention eine medizinische Behandlung (Behandlung der Grundkrankheit, medikamentöse Umstellung) oder eine beratende bzw. therapeutische Bearbeitung der Lebensumstände, der speziellen sexuellen Situation oder der Persönlichkeit sein sollte. Des öfteren wird man an mehreren Bereichen arbeiten müssen.

4.2.2 Psychische Erkrankungen

- *Depressionen*

Das typische sexuelle Symptom ist ein Appetenzmangel. Wesentlich ist es, zu erkennen, ob es sich um eine schwere, eventuell sogar psychotische Depression handelt oder eher um eine depressive Reaktion oder Dysthymie. Diese Entscheidung sollte ein psychiatrisch erfahrener klinischer Psychologe oder der Facharzt vornehmen. Schwere psychotische Depressionen bedürfen psychiatrischer Behandlung, bei den übrigen Patienten muß der Schwerpunkt auf der Psychotherapie der Depression liegen. Die veränderte Sexualität bessert sich parallel zum Therapieerfolg bei der Depression (zur Differentialdiagnose einer Depression als Folge einer sexuellen Störung s. Kapitel 1.2).

Führendes Symptom: Appetenzmangel

- *Chronischer Alkoholismus*

Neben den direkten und indirekten biologischen Einflüssen chronischen Alkoholkonsums auf die Sexualität (s. Kapitel 1.2) hat eine Alkoholkrankheit auch erhebliche psychosoziale Auswirkungen, die wiederum Partnerprobleme und damit sexuelle Schwierigkeiten hervorrufen können. In der Literatur wird diskutiert, ob der Alkoholismus eines Patienten und seine sexuellen Probleme nicht auch eine gemeinsame Wurzel in der neurotischen Grundstruktur des Patienten haben können. Sexuelle Schwierigkeiten sind bei chronisch Alkoholkranken derart häufig (ca. 50%), daß sie in der Behandlung und Beratung bei Alkoholkranken unbedingt mitbedacht werden müssen. Hierzu sind Programme entwickelt worden, die bereits während der stationären Entwöhnungsbehandlung einsetzen und in der ambulanten Weiterbetreuung fortgeführt werden sollten (näheres hierzu siehe Fahrner, 1985). Die Betreuung Alkoholkranker mit sexuellen Problemen sollte möglichst in der Hand des Therapeuten bleiben, der das Alkoholproblem des Patienten behandelt oder in möglichst enger Kooperation mit ihm erfolgen.

Vielfältige Ursachen

- *Psychosen, Schizophrenie*

Überblickt man die Ergebnisse in der Literatur, so ist man zunächst erstaunt über die große Schwankungsbreite berichteter Häufigkeiten sexueller Veränderungen bei psychotischen Patienten (s. Tabelle 6).

Tabelle 6:
Sexualität und psychische Erkrankung

Veränderungen sexueller Aktivität	Häufigkeit sexueller Funktionsstörungen
Schizophrenie 37–62 % Reduktion	Schizophrenie 18–67 %
Depression 31–83 % Reduktion	Depression 15–47 %
Manie 30–65 % Anstieg	

Komplexer Zusammenhang zwischen Sexualität, Erkrankung, Partnerschaft und pharmakologischer Behandlung

Als Ursache hierfür sind neben unterschiedlichen Erhebungsmethoden die Persönlichkeit des Patienten, die prämorbide Sexualität, die partnerschaftliche Situation und die psychopharmakalogische Behandlung zu berücksichtigen. Es ist unbekannt, ob und welche Persönlichkeitseigenschaften von psychotischen Patienten zur Entwicklung sexueller Störungen beitragen. Es wäre denkbar, daß die Fähigkeit zum Aufbau enger persönlicher Bindungen bei Psychotikern während ihrer Persönlichkeitsentwicklung bereits beeinträchtigt war und daß diese Fähigkeit durch die Erkrankung noch zusätzlich behindert wurde. Eine Reihe von Untersuchungen (z. B. Nestoros et al., 1980) konnten überzeugend nachweisen, daß bereits die prämorbide Sexualität von psychotischen Patienten im Sinne geringeren Interesses und einer prämorbid verzögerten sexuellen Entwicklung gegenüber Normalpersonen verändert war. Auch erschöpfte sich die sexuelle Aktivität bei ihnen sehr oft ausschließlich in der Masturbation, während bei den Normalpersonen-Vergleichsgruppen bereits in der Jugend die heterosexuellen Kontakte wesentlich häufiger waren.

Es gibt eine Reihe von Gründen für Partnerprobleme, die sich aus der Erkrankung ergeben können. Denkstörungen, sozialer Rückzug und allgemeine Verhaltensauffälligkeiten können den Patienten dem Partner entfremden. Die Nebenwirkungen der Pharmaka, wie Gewichtsveränderungen, extrapyramidale Symptomatik oder Spätdyskinesien, können Gründe sein, die den Patienten für seinen Partner unattraktiv machen. Weiterhin kann eine Angst vor der Chronifizierung der Erkrankung und die Sorge einer möglichen Vererbung die Partnerschaft beeinträchtigen und eventuell zu einer Trennung führen. Schließlich wird die partnerschaftliche Kommunikation durch die Krankheit selbst oft erheblich beeinträchtigt.

Weiterhin kann die psychopharmakologische Behandlung auf das sexuelle Erleben Einfluß haben. Psychopharmaka sind zwar ein Einflußfaktor, aber doch nicht in dem Ausmaße, wie oft von den Patienten und ihren Angehörigen angenommen (s. Kapitel 1.2). Die Patienten sind oft überzeugt, alle Veränderungen, die sie spüren, hängen mit anderen Faktoren zusammen als mit ihrer eigenen Erkrankung, weil sie sie nicht erkennen oder akzeptieren können.

Aus dem Dargestellten ergeben sich die Beratungsbereiche. Patient und Partnerin müssen darüber informiert werden, daß vor allem die Grundkrankheit das sexuelle Erleben verändert. Es ist wichtig, die Erhaltungsmedikation fortzusetzen, um einen Wiederausbruch der Erkrankung zu vermeiden.

Natürlich wird es dabei notwendig sein, die medikamentöse Einstellung so zu wählen, daß sie möglichst nebenwirkungsarm ist.

> **Beachte:** Die Beratung dieser Personengruppe bedarf in ganz besonderem Maße der sehr engen Zusammenarbeit aller betreuenden Personen, damit die Beratung einheitlich und für den Patienten gut überschaubar ist.

4.3 Methodik und Praxis der Beratung

Zentrale Aufgabe der Sexualberatung ist es, unmittelbar wirksame pathogenetische Faktoren zu beeinflussen, um eine Chronifizierung sexueller Probleme zu verhindern.

Aufgaben der Beratung

– Vermittlung von Information über:
  – das Zusammenspiel körperlicher und psychischer Faktoren
  – die sexuelle Entwicklung in den einzelnen Lebensphasen
– Abbau von Hemmungen und Fehlinformationen
– Wechselseitigkeit des Verhaltens und Erlebens der Partner verdeutlichen
– Bearbeitung kleinerer Partnerschaftskonflikte

Sexualberatung ist nicht isoliert möglich. Sie steht mit fließenden Übergängen zwischen der Diagnostik und der Therapie. Durch gezielte Fragen zur Diagnostik wird bereits die Aufmerksamkeit des Patienten auf bestimmte Bereiche gelenkt. Das macht ihm deutlich, was für seine Problematik wichtig ist und läßt ihn vielleicht an manches denken, was seiner Erinnerung entfallen war. Das Nachfragen des Therapeuten kann den Patienten selbst bestimmte Zusammenhänge erkennen lassen, und das diagnostische Gespräch wird dazu führen, daß der Patient Fragen hat, die beratend beantwortet werden müssen. Das diagnostische Gespräch ist auch bereits Therapie. Oft ist es die erste Aussprache über Sexualität überhaupt, oder, wenn sie mit der Partnerin gemeinsam erfolgt, das erste Gespräch mit ihr, das durch die Anwesenheit des Therapeuten erst möglich wurde. Eine Sexualberatung sollte immer der erste Schritt einer Intervention sein, besonders bei leichtgradigen, noch nicht chronifizierten Problemen, denn es ist oft nicht vorhersehbar, welche therapeutische Intensität für die Lösung einer Problematik notwendig ist.

Fließender Übergang zwischen Diagnostik, Beratung und Therapie

4.3.1 Beratung des Paares

Wenn eine Partnerschaft besteht, sollte die Partnerin selbstverständlich in die therapeutische Arbeit einbezogen werden.

- *Vorgehen bei einer Beratung*

Für das praktische Vorgehen kann man sich an dem PLISSIT-Modell (Annon, 1974, 1975) orientieren. Der Autor beschreibt in vier Stufen Interventionsformen, die aufeinander aufbauen. Die ersten drei Stufen stecken den Rahmen einer Sexualberatung ab.

„Erlaubnis" geben

1. P = permission (Erlaubnis): Der Therapeut „erlaubt" durch seine Haltung ein Gespräch über Sexualität, das vorurteilsfrei und wertneutral ist. Der Patient kommt dadurch in die Lage, seine sexuellen Bedürfnisse und Wünsche, aber auch seine Sorgen oder Abneigungen auszudrücken. Der Therapeut vermittelt aufgrund seines Wissens über die ungestörte Sexualität (s. Kapitel 1.5), daß es z. B. „erlaubt" ist, gelegentliche ungewöhnliche sexuelle Wünsche zu haben, daß es „erlaubt" ist, auch andere Frauen sexuell attraktiv zu finden, nicht nur die eigene Partnerin, daß es „erlaubt" ist, gelegentlich eine unzureichende Erektion zu haben, so daß ein Geschlechtsverkehr nicht möglich ist, daß es „erlaubt" ist, unter bestimmten Lebensumständen über einige Zeit keine sexuelle Lust zu verspüren. Das Gespräch mit dem Therapeuten sollte Modellcharakter haben dafür, daß sich der Patient eine Aussprache mit seinem Partner zutraut; wenn nicht allein, dann zu dritt mit dem Therapeuten als Gesprächskatalysator. Der Patient (oder seine Partnerin) soll auch in die Lage versetzt werden, bestimmte Haltungen oder Wünsche des Partners ablehnen zu dürfen. Es geht also um die „Erlaubnis", den ganzen Bereich Sexualität mit all seinen Varianten offen ansprechen und diskutieren zu können.

Begrenzte Information

2. LI = limited information (begrenzte Information): Der Therapeut gibt die Informationen, die für den Patienten mit seiner speziellen Problematik wichtig sind. Der Patient sollte nicht durch eine übermäßige Breite oder übermäßige Menge an Informationen überflutet werden. (Ein Übermaß an Informationen kann auch eine Abwehr eines ernsten tiefergehenden Gespräches auf der Seite des Therapeuten sein). Die Begrenzung bezieht sich noch auf einen anderen Bereich. Wir dürfen die oft gehemmten Männer nicht mit in ihren Augen überaus liberalen Wertenormen überfordern, wir würden nur das Gegenteil erreichen: Abwehr der gut gemeinten Aufklärung, weil sie als viel zu freizügig abgelehnt wird.

Spezifische Ratschläge

3. SS = specific suggestions (spezifische Ratschläge): Der Therapeut gibt spezifische Empfehlungen zur Beeinflussung unmittelbar wirksamer pathogenetischer Faktoren. Dieser Bereich hat bereits Therapienähe. Das können Empfehlungen sein, wie sie auch in der Sexualtherapie

gegeben werden; sie sind also Bausteine einer Therapie. Ein Beispiel: das Paar sollte sich mehr Zeit füreinander nehmen. Man kann z. B. vereinbaren, daß ein Tag oder ein Abend in der Woche ausschließlich dem Paar gehört. Sie vereinbaren, sich wechselseitig einen schönen Abend zu gestalten mit jeweiliger Berücksichtigung der speziellen Wünsche des Partners. Daraus kann, aber muß nicht, ein sogenannter „Schmuseabend" werden. Als weiteres Beispiel seien Empfehlungen genannt, wie Männer bei nur leichter Gestörtheit ihre Ejakulationskontrolle bessern oder die Erektionsdauer verändern können. Hierauf geht sehr ausführlich Zilbergeld (1994) in seinem Buch ein, das eine sehr gute Unterstützung bei der Sexualberatung, aber auch bei der Sexualtherapie sein kann.

4. IT = intensive therapy (intensive Therapie): Hiermit sind die psychotherapeutischen Behandlungsformen gemeint, die im Kapitel 5.1 dargestellt werden.

Intensive Therapie

Es ist im Einzelfall sehr schwer vorhersagbar, ob eine Sexualberatung die ausreichende therapeutische Intervention ist.

Sexualberatung kann ausreichen, weil
– der Patient erlebt hat, daß man – auch mit der Partnerin – über Sexualität sprechen kann,
– der Patient gespürt hat, daß man sich seiner sexuellen Probleme nicht zu schämen braucht,
– der Patient durch das therapeutische Gespräch Zusammenhänge erkannt hat, die ihm helfen, die sexuelle Problematik zu bearbeiten und sie selbst zu lösen,
– der Patient gelernt hat, bestimmte Verhaltensweisen zu ändern oder Hilfsmittel einzusetzen, die das Problem beseitigen,
– der Patient und seine Partnerin realisiert haben, daß Sexualität mehr ist, als sexueller Kontakt mit dem Penis in der Scheide, so daß sie nunmehr Sexualität breiter erleben und mit möglichen krankheitsbedingten Einschränkungen besser umgehen können,
– in einem oder mehreren gemeinsamen Gesprächen zu dritt (und vielleicht weiteren unter vier Augen) Mißverständnisse beseitigt, gegenseitige Ängste oder irrationale Befürchtungen reflektiert oder gegenseitige Wünsche und Bedürfnisse geklärt werden konnten, sexuelle Abneigungen oder Unterschiede in sexuellen Normwerten diskutiert wurden, so daß für das Paar befriedigende Kompromißlösungen erreichbar waren.

4.3.2 Mögliche Therapeutenfehler in der Beratung

- *Forciertes Explorieren*

Die Exploration braucht unter Umständen viel Geduld, und das präzise Nachfragen, das prinzipiell notwendig ist (s. Kapitel 3.3), kann nur sehr schrittweise erfolgen. Forciertes Explorieren ist häufig ein Zeichen der Unsicherheit beim Therapeuten und sollte für ihn Anlaß sein, über seine eigene Einstellung zur Sexualität nachzudenken.

- *Fehlende Beachtung geschlechtstypischer Unterschiede in den Konzepten zur Sexualität*

Man kann bei männlichen Patienten nicht unbedingt voraussetzen, daß ihnen bekannt ist, wie Frauen über Sexualität denken und sie erleben. Seine typisch männliche Sicht der Sexualität ist ihm vielleicht gar nicht bewußt. So kann dieser Bereich der erste Schwerpunkt in einer Sexualberatung werden und ist vielleicht sogar eine ganz wesentliche Ursache seiner Problematik.

- *Einseitige Parteinahme*

Dieser Gesichtspunkt wird ganz besonders wichtig im Gespräch zu dritt mit dem Paar. Sowohl der Patient als auch die Partnerin können – berechtigt oder nicht berechtigt – eine einseitige Parteinahme empfinden und je nach Geschlechtszugehörigkeit des Therapeuten entsprechende Konstellationen vermuten: ,,Die Frauen halten gegen mich, den männlichen Patienten, zusammen"; ,,Meine Partnerin hat den Therapeuten mit ihrer Weiblichkeit auf ihre Seite gezogen". Aus diesem Grunde ist eines der wichtigsten therapeutischen Gebote im Gespräch zu dritt, eine neutrale Haltung zu wahren und Katalysator eines gemeinsamen Gesprächs zu sein.

- *Nichtbeachtung der Inkongruenz zwischen sexueller Aktivität und sexueller Zufriedenheit*

Man kann die sexuelle Zufriedenheit bei Patienten nicht am Ausmaß der sexuellen Aktivität messen. Das gilt insbesondere für ältere Patienten; eine sexuelle Inaktivität muß bei ihnen nicht sexuelle Unzufriedenheit sein.

- *Nichterkennen der Grenzen der Sexualberatung*

Hat eine Sexualberatung nach einigen Sitzungen keine Veränderung gebracht, dann ist dies in aller Regel ein Zeichen dafür, daß ein psychotherapeutischer Einstieg notwendig ist, oder die beraterischen Ziele waren falsch gesteckt.

5 Behandlung

5.1 Psychotherapie der Sexualstörungen

5.1.1 Historische Entwicklung der Sexualtherapie

Die verhaltenstherapeutisch orientierte Therapie sexueller Funktionsstörungen entwickelte sich aus zwei Einflüssen. Die eine Quelle sind die frühen Verhaltenstherapeuten, die andere sind das Forscher- und Therapeutenpaar Masters und Johnson.

- *Lerntheoretisch begründete Behandlungen*

Wolpe (1958) und Lazarus (1963) verwendeten zur Behandlung sexueller Funktionsstörungen die gleichen Techniken wie zur Behandlung von Phobien und anderen neurotischen Symptomen. Dies war fast ausschließlich die systematische Desensibilisierung. Einige Autoren führten die angstauslösenden Situationen nur in der Phantasie ein (z. B. Lazarus, 1963), während andere In-vivo-Übungen miteinbezogen (z. B. Wolpe, 1969). Während Wolpe und Lazarus Muskelentspannungen als antagonistische Reaktion auf die angstauslösenden Situationen einsetzten, wurde von anderen Autoren auch Entspannung durch Medikamente verwendet (Friedman, 1968). Obler (1973) ergänzte die Desensibilisierung in sensu mit Dias und Filmen von Szenen der Angst-Hierarchie des Patienten.

Frühe Verhaltenstherapie

- *Das Konzept von Masters und Johnson*

Einen wichtigen Beitrag zur Behandlung sexueller Funktionsstörungen leisteten Masters und Johnson (1970). Sie behandelten von 1959 bis 1969 510 Paare und publizierten 1970 (deutsche Ausgabe 1973) die Beschreibung ihres therapeutischen Vorgehens sowie die Behandlungsergebnisse. Das Therapieprogramm basiert auf ihren physiologischen Untersuchungen über das ungestörte Sexualverhalten und auf einer Kombination von Verfahren, die bis dahin zum Teil einzeln und unsystematisch angewendet wurden. Zum Beispiel geht die „Squeeze-Technik" zur Behandlung der frühzeitigen Ejakulation auf Semans (1956) zurück. Frank (1948) berichtet über die therapeutische Wirkung des Koitusverbots. Kritisiert wird häufig, daß Masters und Johnson ihr therapeutisches Vorgehen nicht von theoretischen Prinzipien her entwickelten. Obwohl sie selbst ihr Vorgehen nicht als verhaltenstherapeutisch beschrieben, läßt es sich in vielem auf lerntheoretische Annahmen zurückführen.

Das Konzept von Masters und Johnson

Die formalen Bedingungen ihres Konzepts können mit den Begriffen Paar-, Team- und Intensivtherapie beschrieben werden. Das bedeutet folgendes:

Die Therapie sollte, wenn es möglich ist, gemeinsam mit dem Partner durchgeführt werden, da „es so etwas wie einen unbeteiligten Partner in einer Partnerschaft, in der sexuelle Störungen aufgetreten sind, nicht gibt" (Masters & Johnson, 1973, S. 2). Weiterhin fordern Masters und Johnson, daß die Therapie von zwei Co-Therapeuten – einem Mann und einer Frau – durchgeführt wird, weil dadurch beide Partner „einen Vertreter und einen Interpreten" (S. 4) haben, der sie aufgrund seiner eigenen Erfahrung als Mann bzw. Frau besonders gut verstehen kann. Als „intensiv" wird die Therapie von Masters und Johnson deswegen bezeichnet, weil sie sie quasi stationär in einem Hotel in zwei bis drei Wochen durchführten.

- *Weiterentwicklung des Therapiekonzepts von Masters und Johnson*

„The New Sextherapy"

Masters und Johnson wurde häufig der Vorwurf gemacht, in ihrem Behandlungsprogramm die individuellen Unterschiede der einzelnen Patienten zu wenig zu berücksichtigen. Dies führte dazu, daß Therapeuten verschiedener Orientierungen die Techniken von Masters und Johnson in ihr jeweiliges theoretisches Bezugssystem integrierten und weiterentwickelten. Kaplan (1981) verband psychodynamische und partnerdynamische Aspekte der Therapie und nannte diese Richtung „The New Sex Therapy". Verhaltenstherapeuten übernahmen die einzelnen Techniken von Masters und Johnson, setzten sie aber entsprechend der Verhaltensanalyse und mit individuellen Therapieplänen ein. Im Laufe der Zeit wurden auch Elemente der kognitiven Verhaltenstherapie bei der Behandlung von Sexualstörungen verstärkt berücksichtigt. Therapeuten machten zunehmend die Erfahrung, daß Patienten mit sexuellen und partnerschaftlichen Problemen in die Behandlung kommen, deren Schwierigkeiten sich gegenseitig so bedingen, daß sie nicht mehr voneinander zu trennen sind. Das hat dazu geführt, das sexualtherapeutische Vorgehen mit Methoden der Partnerschaftstherapie zu kombinieren.

In verschiedenen Therapiestudien wurde untersucht, ob sich die Durchführung der Therapie mit einem anstatt mit zwei Therapeuten sowie ambulant bei ein bis zwei Sitzungen wöchentlich anstatt quasi-stationär negativ auf die Erfolgsquote auswirkt (z. B. Lobitz & LoPiccolo, 1972; Mathews et al., 1976). Eine unterschiedliche Wirksamkeit der verschiedenen Therapie-Settings wurde nicht nachgewiesen. Zum gleichen Ergebnis kommen in Deutschland Arentewicz und Schmidt (1993). Damit wird der von Masters und Johnson geforderte therapeutische Aufwand bei gleicher Effizienz reduziert.

5.1.2 Grundlagen und Ziele der Sexualtherapie

Rahmenbedingungen für eine Therapie
– Beide Partner möchten die Partnerschaft fortsetzen und sich dafür engagieren. – Das Paar wird gemeinsam behandelt. – Es dürfen keine ausschließlich organisch bedingten Funktionsstörungen vorliegen. – Gleichzeitig darf keine andere Psychotherapie durchgeführt werden. – Es sollen keine sexuellen Außenbeziehungen bestehen. – Die Empfängnisverhütung muß gesichert sein. – Es muß die Möglichkeit bestehen, Übungen durchzuführen.

Grundbedingungen

- *Graduierte Verhaltensübungen als „Hausaufgaben"*

Inhaltlich besteht die Therapie sexueller Störungen aus einer Reihe von aufeinander aufbauenden Verhaltensübungen. Sie werden zu Hause durchgeführt und mit den Partnern in den Sitzungen vorbereitet und nachbesprochen.

Üblicherweise wird mit dem Sensualitätstraining (Sensate Focus) begonnen (s. Kapitel 5.1.3.2). Bei den Streichelübungen des Sensate Focus werden verschiedene Stufen durchlaufen, wobei im Einzelfall häufig individuelle Zwischenstufen nötig sind. Über die weiteren Stufen Petting bis zum Orgasmus, Einführen des Penis ohne Bewegung, Koitus mit erkundenden Bewegungen wird die Therapie bis hin zur nicht mehr durch Verhaltensanweisungen beschränkten sexuellen Betätigung fortgeführt. Über verschiedene, im Schwierigkeitsgrad ansteigende Zwischenstufen wird das sexuelle Verhalten wieder aufgebaut.

Die „Hausaufgaben"

- *Koitusverbot*

Der sexuelle Kontakt bleibt während der Therapie auf die jeweiligen Stufen beschränkt, d. h. es besteht vorübergehend ein Petting- und Koitusverbot. Für den Erfolg der Therapie ist es wichtig, daß sich das Paar daran hält. Nur, wenn die Sicherheit besteht, daß der Partner nicht weiterdrängt und dadurch Mißerfolge vermieden werden, können sich neue Erlebnis- und Verhaltensmuster aufbauen und die mit der Sexualität verbundenen negativen Gefühle abgebaut werden. Der Sinn und die Wichtigkeit der Einhaltung des Koitusverbots kann dem Paar sehr gut mittels des Selbstverstärkungsmechanismus erklärt werden (vgl. Kapitel 2).

„Koitusverbot"

- *Bearbeitung der Übungen*

Die Erfahrungen mit den Übungen werden jeweils in der nächsten Sitzung besprochen und ausgewertet. Die Patienten sollen berichten, was ihnen gefallen hat, was angenehme Empfindungen auslöste und was weniger angenehm war. Erfahrungsgemäß fällt dies den meisten Paaren zu Beginn der Therapie schwer. Der Therapeut hat die Aufgabe, das Verbalisieren emotionaler Inhalte durch gezieltes Fragen zu fördern und die partnerschaftliche Kommunikation zu unterstützen.

- *Einbeziehung weiterer Probleme in die Therapie*

Gesamt-Therapieplan

Zusätzlich werden alle sonstigen Probleme bearbeitet, die den sexuellen Bereich beeinträchtigen. Dabei handelt es sich häufig um folgende Bereiche: mangelnde Selbstsicherheit oder geringes Selbstwertgefühl, Probleme mit der Akzeptanz des eigenen Körpers, Übergewicht, übermäßiger Streß im Beruf, kleinere Konflikte in der Partnerschaft, generelle Lebensplanung. Weitere psychische Störungen, die nicht direkt mit der sexuellen Problematik in Zusammenhang stehen, sollten entweder vor der Sexualtherapie oder danach behandelt werden.

Sexualtherapie oder Partnertherapie?

Sexuelle Probleme und Partnerschaftsprobleme bedingen sich gegenseitig. Wie bereits in Kapitel 3.4.2 dargestellt, fällt die Entscheidung oft schwer, welcher der beiden Problembereiche im Vordergrund steht und deshalb vorrangiges Behandlungsziel sein sollte. Im Zweifelsfall scheint es sich zu bewähren, mit der sexualtherapeutischen Methode zu beginnen: Sie ist möglicherweise breiter wirksam, und Therapeut und Paar erkennen schneller, ob dieser Behandlungsweg erfolgversprechend ist. In diesen Zweifelsfällen mag es zur diagnostischen Entscheidung sinnvoll sein, mit Übungen des Sensualitätstrainings (vgl. Kapitel 5.1.3.2) zu beginnen. Nach wenigen Sitzungen zeigt sich, ob für das Paar Körperkontakt möglich ist oder die Spannungen so groß sind, daß mit einer Partnerschaftstherapie begonnen werden muß. Als Vorbedingung muß das gegenseitige partnerschaftliche Verstehen zumindest noch soweit vorhanden sein, daß eine gemeinsame Therapie der sexuellen Problematik von beiden Partnern gewünscht wird.

- *Therapieziele*

Insgesamt gesehen spielt die Auflösung des Selbstverstärkungsmechanismus der Versagensangst eine entscheidende Rolle, da er als wesentlicher Faktor bei der Aufrechterhaltung angesehen wird. Neben den für jeden Patienten individuellen Therapiezielen hat eine Behandlung sexueller Funktionsstörungen immer folgende prinzipielle Ziele (Fahrner, 1981):
- Die Bedeutung, die die sexuelle Funktionsstörung in der Partnerschaft hat, muß geklärt werden.

- Die Versagensangst und das daraus resultierende Vermeidungsverhalten müssen abgebaut werden.
- Es muß ein ungestörtes sexuelles Verhaltensrepertoire neu aufgebaut werden.
- Es müssen weitere Ängste, Konflikte oder traumatische Erlebnisse therapeutisch bearbeitet werden, die mit der sexuellen Problematik in Zusammenhang stehen.

5.1.3 Das therapeutische Vorgehen bei Erektionsstörungen

5.1.3.1 Spezifische Aspekte

Männer mit Erektionsstörungen leiden meistens massiv unter der Angst, sexuell zu versagen. Eine starke ängstlich gefärbte Selbstbeobachtung während der sexuellen Kontakte („Was ist mit meiner Erektion?" „Kommt sie?" „Bleibt sie auch?" „Gibt es Zeichen, daß sie wieder nachläßt?") verhindert das spontane Auftreten von Erektionen. Die Männer können sich schlecht auf ihre Partnerin und ihre eigenen sexuellen Empfindungen konzentrieren, da die Gedanken immer wieder zur Erektion abschweifen. Bei der Therapie der Erektionsstörungen ist es deshalb wichtig, daß, z. B. bei der Besprechung der Übungen, nicht auch noch der Therapeut die Erektion betont. Vielmehr sollte auf das eigene sexuelle Empfinden und die sexuelle Interaktion mit der Partnerin eingegangen werden. Der Patient muß lernen, von seiner ängstlichen Selbstbeobachtung des Penis wegzukommen und den gesamten Körper in das sexuelle Empfinden einzubeziehen. Da die Patienten sich meistens selbst sehr unter sexuellen Leistungsdruck stellen, sollte der Therapeut darauf achten, daß weder er noch die Partnerin dies verstärken.

Ängstliche Selbstbeobachtung nicht verstärken

Die speziellen Übungen zur Behandlung von Erektionsstörungen werden als „Hausaufgaben" parallel zu anderen Therapieinhalten durchgeführt. Die Therapie ist als Paarbehandlung konzipiert. Das therapeutische Vorgehen beginnt mit dem Sensualitätstraining (Sensate Focus). Kann die Partnerin an der Therapie nicht teilnehmen (zum Beispiel in einer stationären Behandlung des Mannes) sollte man mit der Behandlung der Erektionsstörungen nach dem im Kapitel 5.2 beschriebenen Vorgehen beginnen.

Ziele in der Behandlung von Patienten mit Erektionsstörungen
− Entlastung vom sexuellen Leistungsdruck. − Erfahrung, daß sich Erektionen bei Stimulierung und Zulassen sexueller Empfindungen spontan entwickeln. − Abbau der Angst, die Erektion zu verlieren und sexuell zu versagen.

- Aufbau des Vertrauens in das eigene sexuelle Empfinden und in die Erektionsfähigkeit beim sexuellen Kontakt mit der Partnerin.
- Erweiterung des sexuellen Erlebnisbereichs durch Aufbau neuer partnerschaftlicher Aktivitäten und Abbau der Fixierung auf die Erektion.

5.1.3.2 Sensate Focus

- *Allgemeine Beschreibung*

Das Sensualitätstraining (Sensate Focus, sensorische Fokussierung) ist eine sehr effiziente Methode, Versagensängste und Verhaltensdefizite als aufrechterhaltende Faktoren zu verändern.

Sensate Focus, ein bei allen Sexualstörungen wichtiges Therapieelement

Das Sensualitätstraining ist eines der wichtigsten Elemente in der Therapie aller funktioneller Sexualstörungen, nicht nur bei Erektionsstörungen. Die Übungen werden eingesetzt bei Ängsten vor sexuellem Kontakt, bei psychisch bedingten sexuellen Funktionsstörungen wie Ejaculatio praecox, fehlender oder verzögerter Ejakulation, Orgasmusstörungen der Frau, Algopareunie des Mannes und der Frau, Störungen der sexuellen Appetenz, weiterhin bei sexuellen Deviationen, wenn sie mit einem Defizit im üblichen Sexualverhalten kombiniert sind.

Als Sensate Focus werden eine Reihe aufeinanderfolgender Streichelübungen bezeichnet, die das Paar zwischen den Therapiesitzungen zu Hause durchführt. Zunächst wird das Gebot erteilt, keinen Koitus auszuüben. Das allein bewirkt bereits, daß sich das sexuelle Verhältnis des Paares zueinander entkrampft und Körperkontakt ohne Erwartungsdruck wieder aufgenommen werden kann. Unter dem Schutz dieses Gebotes wird dann mit Hilfe des Sensualitätstrainings die sexuelle Verhaltenskette stufenweise neu aufgebaut. Dazu gibt der Therapeut dem Paar präzise Ratschläge und Anweisungen für die häuslichen Übungen. Der Schwierigkeitsgrad der Übungen steigt langsam an. Das Sensualitätstraining wird solange durchgeführt, bis übliches Petting angstfrei möglich ist. Die Anzahl der dazu notwendigen Stufen muß individuell nach bestehender Problematik bestimmt werden. Im Anschluß an das Sensualitätstraining werden für die verschiedenen Unterformen der funktionellen Sexualstörungen zusätzliche spezielle Methoden angewandt: die Teasing-Technik bei Erektionsstörungen (vgl. Kapitel 5.1.3.3), die Squeeze- oder Stop-Start-Technik bei Patienten mit frühzeitigem Samenerguß (vgl. Kapitel 5.1.4).

Das Sensualitätstraining kann methodisch – wenn es auch von Masters und Johnson nicht so konzipiert wurde – als systematische Desensibilisierung in vivo betrachtet werden: In entspanntem Zustand wird Angst vor Sexualkontakten und der Leistungsdruck durch schrittweise Steigerung des Schwierigkeitsgrades der Übungen abgebaut. Allerdings sollen mit den

Streichelübungen nicht nur unangenehme Körperempfindungen bei erotischen Kontakten abgebaut, sondern gleichzeitig das Lustempfinden und die sexuelle Erlebnisfähigkeit des Paares aufgebaut und erweitert werden.

> **Beachte:** Eine Kontraindikation ist gegeben, wenn die Sexualstörung Ausdruck einer schweren Partnerschaftsproblematik ist, so daß von einem bzw. beiden der Partner keine Bereitschaft zu Körperkontakt erwartet werden kann. In diesen Fällen ist das Sensualitätstraining auch deshalb nicht indiziert, weil es an der ursächlichen Problematik vorbeigeht.

● *Praktische Durchführung*

Das Paar soll zunächst jeden Körperkontakt unterlassen (auch außerhalb der Streichelübungen), der insbesondere beim Symptomträger unangenehme, meist ängstliche Empfindungen auslöst.

Bevor mit dem Sensualitätstraining begonnen wird, muß mit dem Paar das Gebot, zunächst keinen Koitus zu haben, besprochen und festgelegt werden. Die Partner müssen sich während der Streichelübungen absolut darauf verlassen können, daß jeder die abgesprochenen Grenzen einhält. Sexuelles Verhalten soll nur soweit praktiziert werden, als es beiden Partnern angenehm und ohne Angst möglich ist. Mit diesen drei Vorbedingungen schafft man ein Gefühl der „Sicherheit", das die Grundlage für das Sensualitätstraining darstellt. — „Gentlemen-Agreement"

Patienten mit funktionellen Sexualstörungen haben leicht das Gefühl, sexuelle Leistungen nicht zu erbringen, die von ihnen erwartet werden. Um dies weitgehend zu verhindern, müssen die Therapeuten vor Beginn des Sensualitätstrainings eindeutig klarstellen: Es werden keine „Zensuren" für die Berichte der Patienten für die Übungen gegeben, Fehler werden nicht nur erwartet, sondern als Bestandteil des Reorientierungsprozesses angesehen. — Leistungsdruck vermeiden

Das Paar soll sich zweimal zwischen den Therapiesitzungen, die in der Regel wöchentlich stattfinden, Zeit für das Sensualitätstraining nehmen. Die Partner sollen dazu eine entspannte Situation schaffen (nach dem Baden oder Entspannungstraining; Sicherheit, ungestört zu sein). Sie sollen je nach bestehender Problematik noch bekleidet oder schon entkleidet sein. In der Therapiesitzung war vorher gemeinsam bestimmt worden, welcher Partner damit beginnt, den Körper des anderen zu streicheln und zu stimulieren, um ihm angenehme sensuelle Empfindungen zu bereiten. Zu Beginn der Therapie werden die Genitalbereiche und die Brust noch nicht stimuliert. Außerdem wird ausdrücklich davon abgeraten, einen Orgasmus herbeiführen zu wollen. Der „Empfänger" muß nur darauf achten, daß der „Spender" keine unangenehmen Reizungen vornimmt. Er soll dem aktiven Partner helfen, angenehme Formen des Streichelns zu finden, braucht aber keine lustvollen Reaktionen erkennen zu geben. Der aktive Partner selbst soll — Übungen mindestens zweimal wöchentlich

Entspannung   dabei bemerken, welches Vergnügen es ihm bereitet, den Partner zu berühren.

Entspannung   Bei manchen Patienten ist es notwendig, während des Sensate focus ein Entspannungsverfahren einzusetzen. Bewährt hat sich im Rahmen der Sexualtherapie besonders die Progressive Relaxation nach Jacobson (1938; Anleitungstexte z. B. bei Brenner, 1989, oder Ohm, 1992). Mit einer neuen Übung des Sensualitätstrainings kann begonnen werden, wenn die erste Stufe angenehm erlebt wird. Dies gilt auch für alle weiteren Übungsabschnitte.

- *Aufbau der einzelnen Stufen*

Insgesamt werden folgende Stufen durchlaufen, wobei im Einzelfall häufig individuelle Zwischenstufen zusätzlich notwendig sind:

Stufen des Sensate Focus

Stufe 1: Sensate Focus
In entspanntem Zustand gegenseitiges erkundendes Streicheln unter Ausschluß von Genitalregion und Brust. Ziel dieser Stufe ist das Kennenlernen des Körpers, nicht sexuelle Erregung.
Stufe 2: Sensate Focus
Fortführung des erkundenden Streichelns; Einbeziehung der Genitalregion und der Brust. Die Genitalien werden aber lediglich oberflächlich gestreichelt. Auf sexuelle Erregung kommt es nicht an; wichtig ist eine entspannte Atmosphäre.
Stufe 3: Sensate Focus
Fortführung des erkundenden Streichelns, jetzt auch erkundendes Streicheln der Genitalien, jedoch keine Stimulierung. Ziel dieser Übung ist, daß die Partner ihren Genitalbereich besser kennen- und akzeptieren lernen.
Stufe 4: Sensate Focus
Stimulierendes Streicheln des ganzen Körpers, jetzt mit dem Ziel sexueller Erregung. Im Rahmen dieser Stufe beginnen die speziellen Techniken für die Behandlung der Erektionsstörungen (Teasing-Technik, s. Kapitel 5.1.3.3) bzw. der Ejaculatio praecox (Squeeze-Technik, s. Kapitel 5.1.4).

Regeln für die Durchführung der Übungen
Folgende allgemeine Regeln müssen mit dem Paar besprochen werden: – Jeweils ein Partner streichelt den anderen. – Es sollte nicht unbegrenzt gestreichelt werden, sondern eine ungefähre Zeit ist festzusetzen (zunächst z. B. 10 min), nach der gewechselt bzw. aufgehört wird.

- Die Betonung liegt auf dem „Experimentieren". Beim Streicheln soll vieles ausprobiert werden, nicht nur Bekanntes und Vertrautes geschehen.
- Wenn auch generell für alle Schritte gilt, nur soweit zu gehen, als es angstfrei möglich ist, sollen gelegentliche unangenehme Gefühle ruhig eine kurze Zeitlang ausgehalten werden.
- Derjenige, der gestreichelt wird, gibt dem anderen Rückmeldung, wie er das Streicheln empfindet.
- Die Rückmeldung sollte verbal und/oder handelnd geschehen.
- Wichtig ist, daß die Rückmeldung nicht allgemein, sondern konkret geschieht. Sie sollte außerdem konstruktiv sein.
- Es sollten keine allgemeinen Fragen gestellt werden („Wie fühlst Du Dich"), sondern die Partner sollen sich durch präzise Fragen möglichst genau informieren („Wie magst Du es, wenn ich Deinen Rücken so fest streichle?").

5.1.3.3 Spezielle Therapiemethoden

Mit der sogenannten *Teasing-Technik* wird in der letzten Phase des Sensualitätstrainings begonnen. Am Ende des Sensualitätstrainings hat der psychisch verunsicherte Mann gelernt, daß sich Erektionen spontan entwickeln. Mit der Teasing-Technik kann er sich überzeugen, daß sich eine abgeklungene Erektion durch adäquate Stimulierung wieder einstellen kann. Dadurch werden seine Versagensängste verringert und er gewinnt sexuelle Sicherheit zurück.

Teasing zum Abbau der Versagensangst

Stufe 1: Gefühle und Körperempfindungen
Der Mann soll masturbieren und dabei seine volle Aufmerksamkeit auf die Gefühle, Empfindungen usw. im Penis richten. Es wird ihm wiederholt gesagt, daß es nicht darum geht, eine Erektion zu erzielen. Das ist unwichtig. Die Aufgabe ist, die Empfindungen in seinem Penis zu spüren und kennenzulernen.
Stufe 2: Teasing ohne Partnerin
Weiterhin Masturbation mit Konzentration auf Gefühle im Penis. Wenn Erektionen aufgetreten sind, wird mit der Teasing-Technik begonnen. Der Mann masturbiert, bis er eine Erektion hat, und hört dann mit der Stimulation auf. Wenn der Penis erschlafft ist, beginnt er wieder mit der Stimulation, bis eine Erektion vorhanden ist. Diese Übung soll er mehrmals (mindestens viermal) durchführen, bevor es zur Ejakulation kommt. Das Ziel dieser Stufe ist der Erwerb der Sicherheit, daß die Erektion wiederkommt.

Stufe 3: Manuelles Teasing mit der Partnerin

Wenn im Verlauf des Sensualitätstrainings wieder Erektionen aufgetreten sind, wird den Partnern empfohlen, einige Versuche mit der Erektionsfähigkeit zu machen. Sie werden aufgefordert, mit manuellen Techniken wie z. B. Streicheln und masturbatorischen Bewegungen eine Erektion herbeizuführen. Nach der Stimulierung folgt eine kurze Pause, in der sich der Mann entspannt. Die Erektion geht hierbei zurück. Dann erfolgt erneute Stimulierung durch die Partnerin, so daß sich wieder eine Erektion entwickeln kann. Diese Übung soll das Paar mehrfach hintereinander wiederholen. Sie sollte von dem Paar ohne Leistungsdruck durchgeführt werden und eher einen spielerischen Charakter haben. Durch den wiederholten Wechsel zwischen manueller Stimulierung bis zur Erektion und Entspannungspausen mit Rückgang der Erektion gewinnt der Mann die Sicherheit zurück, auch bei Partnerkontakten erektionsfähig zu sein.

Stufe 4: Koitales Teasing

Nach einigen Übungen mit der manuellen Teasing-Technik wird der Frau empfohlen, sich so über den Partner zu hocken, daß sich sein Penis nahe ihrer Vagina befindet. Dann soll sie mit der üblichen manuellen Stimulierung beginnen. Wenn sich eine Erektion entwickelt hat, kann sie den Penis langsam in die Vagina einführen. Die Immissio soll auf jeden Fall von der Frau kontrolliert, d. h. von ihr vorgenommen werden, so daß der Mann unauffällig von der Verantwortung enthoben wird, dies tun zu müssen.
Die Vereinigung kann zunächst ganz kurzfristig sein. Diese Übung wird auch einige Male wiederholt. Hat der Mann genügend Sicherheit gewonnen, kann die Frau mit langsamen Beckenbewegungen beginnen, sie sollte aber fordernde Beckenbewegungen vermeiden. Nach einiger Zeit soll das Paar die Vereinigung aufheben und sich entspannen. Dann soll erneut mit Stimulierung begonnen werden, und die Frau führt den Penis wiederum langsam ein. Der Mann soll sich ganz auf die sensorischen Stimuli konzentrieren und auf das, was für ihn in der momentanen Situation erotisch erregend ist. Später kann auch er mit zurückhaltenden Beckenbewegungen beginnen.

Ein Überblick über den gesamten Ablauf einer verhaltenstherapeutischen Behandlung von Erektionsstörungen gibt die Karte „Behandlung von Erektionsstörungen" im Anhang des Buches.

- *Behandlung weiterer Problembereiche*

Zusätzliche Therapie

Wenn indiziert, werden parallel zu den Übungen der Sexualtherapie weitere Problembereiche bearbeitet. Am häufigsten kommen zusätzlich folgende Behandlungsmethoden zum Einsatz (in Klammern weiterführende Literaturangaben zu diesen Themen):

- Kommunikationsübungen
  (Hahlweg & Schröder, 1993; Schindler, Hahlweg & Revenstorf, 1998)
- Paartherapie
  (Schindler, Hahlweg & Revenstorf, 1998; Schindler, Hahlweg & Revenstorf, 1999)
- Aufbau soziosexueller Selbstsicherheit
  (Fahrner, 1985; Schneider, 1994)

5.1.4 Das therapeutische Vorgehen bei Ejakulationsstörungen

5.1.4.1 Spezifische Aspekte

Männer mit vorzeitigem Samenerguß können meistens den Zeitraum nicht genau wahrnehmen, von dem an der Ejakulationsprozeß unwillkürlich abläuft. Sie müssen daher zunächst lernen, diesen „Point of no return" genauer wahrzunehmen und ihre Erregung sowie den Ejakulationsprozeß vor diesem Zeitpunkt zu beeinflussen, um ihn dadurch unter Kontrolle zu bringen.

„Point of no return" erkennen

● *Vorgehen*

Die speziellen Übungen zur Behandlung des vorzeitigen Samengusses werden wie die Übungen zur Behandlung der Erektionsstörungen als „Hausaufgaben" parallel zu den anderen Themen der Therapie durchgeführt. Auch hier gilt, daß die Therapie mit der Partnerin gemeinsam durchgeführt werden sollte.

Zur Behandlung der Ejaculatio praecox hat sich in den letzten Jahren das Therapieprogramm von Masters und Johnson mit verschiedenen Modifikationen bewährt: Die Therapie umfaßt neben der Squeeze-Technik oder der Stop-Start-Methode eine verbale Bearbeitung der sexuellen Problematik mit beiden Partnern und das Sensualitätstraining. Die Übungen des Sensate Focus spielen bei Paaren mit Ejakulatonsstörungen keine so große Rolle wie bei den Patienten mit Erektionsstörungen, da die Erregungsfähigkeit in der Regel nicht gestört ist. Es kann entsprechend abgekürzt werden. Als Einstieg in den Übungsteil der Therapie ist es dennoch hilfreich. Bei Paaren, die schon längere Zeit aufgrund der sexuellen Problematik keine sexuellen Kontakte mehr hatten, sollte es in jedem Fall zum Aufbau von Zärtlichkeiten eingesetzt werden. Die Squeeze-Technik wird während der letzten Stufen des Sensualitätstrainings eingeführt und angewendet (vgl. Kapitel 5.1.4.2). Damit lernt der Mann, den Ejakulationsprozeß zu beeinflussen und zu kontrollieren.

Stop-Start-Methode

Squeeze-Methode

Ziele der Therapie
– Entwicklung von Fertigkeiten, die sexuelle Erregung besser zu steuern und den „Point of no return" rechtzeitig erkennen lernen. – Verbesserung der Fähigkeit, die Ejakulation bei sexuellen Aktivitäten mit der Partnerin zu kontrollieren. – Aufbau einer kooperativen Partnerschaft, die sexuelle Kommunikation und eine für beide Partner befriedigende Sexualität ermöglicht.

5.1.4.2 Spezielle Therapiemethoden

Ist die Diagnose sicher?

Bei der Diagnose einer Ejaculatio praecox ist darauf zu achten, ob der Samenerguß tatsächlich vorzeitig eintritt oder lediglich aufgrund langsamer Reaktion der Partnerin als vorzeitig erlebt wird. Man sollte diese Diagnose nur dann stellen, wenn der Ejakulationsprozeß vom Mann als unzureichend kontrollierbar erlebt wird und/oder die Partnerin bei eigener unauffälliger sexueller Reagibilität aufgrund der gestörten Ejakulationskontrolle des Mannes nicht zum Orgasmus kommt (vgl. Kapitel 1.1).

● *Praktische Durchführung*

Es ist sinnvoll, zunächst mit Masturbations-Übungen zu beginnen (Stufen 1 und 2), damit sich der Mann ungestört auf den „Point of no return" konzentrieren kann und mögliche Techniken, seine Erregung zu beeinflussen, herausfindet.

Die einzelnen Schritte – individuell an jedes Paar angepaßt – werden im folgenden beschrieben. Ein Überblick über den gesamten Ablauf einer Therapie des frühzeitigen Samenergusses findet sich auf der Karte „Behandlung von frühem Samenerguß" im Anhang des Buches.

Squeeze-Technik oder Stop-Start-Methode nicht allein anwenden

Beachte: Die alleinige Anwendung der *Squeeze-Technik* oder der *Stop-Start-Methode* bei vorzeitigem Samenerguß reicht für eine Therapie der Ejaculatio praecox nicht aus. Sie ist *ein* Element einer Psychotherapie, das allerdings bei der Behandlung dieser sexuellen Problematik sehr wichtig ist.

Stufe 1: Masturbation mit „Stop-Start"
Ziel: über längere Zeit (bis zu 15 Minuten) ohne Ejakulation zu masturbieren. Der Mann soll sich ganz auf den Penis konzentrieren, um das Ausmaß seiner Erregung zu spüren. Wenn die Erregung sehr groß wird und der „Point of no return", d.h. der Punkt an dem die Ejakulation nicht mehr aufzuhalten ist, spürbar wird, mit der Stimulation stoppen. Es ist wichtig zu lernen, zeitig genug die Stimulierung zu stoppen. Die Konzentration jetzt auf den Körper richten: Welche Teile des Körpers fühlen sich angespannt an?

Wie geht die Atmung? Der Drang zur Ejakulation geht dabei zurück. Sobald der Drang zur Ejakulation nachgelassen hat, wieder mit der Masturbation beginnen und dabei rechtzeitig vor der Ejakulation wieder stoppen.

Stufe 2: Masturbation mit Änderungen in der Stimulierung

Diese Änderungen in der Stimulation erfordern, daß damit zu einem früheren Zeitpunkt begonnen wird als mit dem „Stoppen", um die Ejakulation zu verhindern. Wenn die starke Erregung abgeklungen ist, wieder beginnen, mit einer erregenden Technik zu masturbieren.

Stufe 3: Kontrolle der Ejakulation ohne Einführung des Penis

Ziel: über längere Zeit (ca 15 Minuten) masturbieren, ohne es zur Ejakulation kommen zu lassen, aber ohne zu stoppen wie bei Stufe 1. Auf die Erregung konzentrieren. Wenn ein hoher Grad an Erregung erreicht ist, statt stoppen, die Art der Masturbation so verändern, daß die Erregung abnimmt. Diese Veränderungen können sein: langsamer werden; mit weniger Druck streicheln; die Stelle wechseln, die stimuliert wird (z. B. nur den Schaft stimulieren anstatt die Eichel). Ausprobieren, wie sich die Entspannung angespannter Körperteile (häufig Oberschenkel), die Veränderung der Stellung und der Atmung auf die Erregung auswirken.

Es sollte zunächst immer nur eine Variation auf einmal probiert werden. Dem Paar wird zunächst empfohlen, durch direkte Genitalberührung während des Pettings eine Erektion entstehen zu lassen. Es wird ihnen eine Position vorgeschlagen, bei der die Frau die männlichen Genitalien bequem stimulieren kann. Sie setzt sich am besten mit dem Rücken gegen eine Wand und spreizt die Beine. Der Mann legt sich auf den Rücken, so daß er sich mit dem Unterkörper zwischen den Beinen der Frau befindet, und legt seine Beine über ihre. Steigt der Drang zur Ejakulation durch die Stimulierung deutlich an, informiert der Mann seine Partnerin verbal oder nonverbal. Das Signal muß klar und deutlich sein. Sie (eventuell auch er selbst) setzt jetzt die Squeeze-Technik ein.

Dabei legt die Frau ihren Daumen auf das Frenulum und den Zeige- und Mittelfinger auf die dorsale Seite des Penis, nebeneinander zu beiden Seiten der Corona glandis. Druck wird ausgeübt, indem der Daumen und die beiden anderen Finger 3-4 sec lang gegeneinandergedrückt werden. Durch diesen Druck verliert der Mann den Drang zur Ejakulation. Etwa 15–30 sec nach Beendigung der Squeeze-Technik sollte die Frau den Penis wieder stimulieren. Squeeze-Technik und Stimulation werden im Wechsel bis zu 15 min angewendet. Unter Umständen ist die Frau unsicher, wie stark sie drücken kann, ohne ihrem Partner Schmerzen zuzufügen. Dann sollte der Mann ihr zeigen, wie stark der Druck sein muß, damit der Ejakulationsdrang unterdrückt wird.

Die Zeitangaben dienen lediglich dazu, einen vorstellbaren Zeitrahmen für die Übungen zu geben. Auf die genaue Einhaltung der Zeit kommt es nicht an.

Squeeze-Technik

Stufe 4: Zwischenschritte bei sehr ausgeprägtem frühem Samenerguß

Kommt der Mann extrem schnell zum Samenerguß oder gelingt die Stufe 3 nicht, sollten mit der Partnerin zunächst folgende ausführlichere Übungen durchgeführt werden. Auch bei ihnen wird, wenn der Drang zur Ejakulation durch die Übung angestiegen ist, die Squeeze-Technik eingesetzt:
- Nur festes Umschließen des Penis mit der Hand (Druck und Wärme).
- Leichtes Masturbieren des Penis mit der Hand (Bewegung).
- Stärkeres Masturbieren des Penis mit der Hand.
- Leichtes Masturbieren des Penis mit Gel (Feuchtigkeit).
- Stärkeres Masturbieren des Penis mit Gel.

Stufe 5: Kontrolle der Ejakulation bei der Immissio

Hat der Mann mit der Squeeze-Technik gelernt, den Ejakulationszeitpunkt besser zu kontrollieren, so besteht der nächste Schritt in einer „passiven" Immissio des Penis im Anschluß an eine der Sensate Focus-Übungen. Dazu legt sich der Mann auf den Rücken, die Frau hockt sich über ihn und führt den Penis in die Vagina ein.

Es sollen keine Beckenbewegungen ausgeführt werden; der Mann soll sich lediglich an das Gefühl gewöhnen, den Penis in der Vagina zu haben. Wird der Drang zur Ejakulation zu groß, informiert er seine Partnerin, die dann wie gewohnt die Squeeze-Technik anwendet und den Penis anschließend wieder in die Vagina einführt.

Wenn die Immissio einige Male gelingt, darf der Mann gerade so viel Beckenbewegungen ausführen, daß die Erektion erhalten bleibt, während sich die Partnerin noch nicht bewegen soll. Sobald der Mann hierbei den Ejakulationsprozeß sicher unter Kontrolle hat, kann auch die Frau Beckenbewegungen ausführen.

Stufe 6: Kontrolle der Ejakulation beim Koitus

In der letzten Phase der Therapie nehmen beide Partner eine seitliche Koitusstellung ein. In dieser Position können beide ihrem Erregungsgrad entsprechend reagieren. Die Frau kann ihr Becken ungehindert bewegen, der Mann kann – sobald seine sexuelle Erregung zu sehr ansteigt – seine Beckenbewegungen oder die koitale Verbindung unterbrechen und doch eine volle Erektion behalten. Er soll jetzt die in Stufe 2 erlernten Techniken zur besseren Kontrolle der Ejakulation ausprobieren und an die partnerschaftliche Situation anpassen.

- *Alternative: die Stop-Start-Methode*

Bei leichterer Ausprägung der Ejaculatio praecox kann statt der Squeeze-Technik auch die sogenannte Stop-Start-Methode angewendet werden, welche ebenfalls auf Semans sowie Masters und Johnson zurückgeht.

Dabei wird der Penis bis kurz vor den Zeitpunkt stimuliert, von dem an der Ejakulationsprozeß unbeeinflußbar abläuft. Dann wird die Stimulierung ohne Anwendung der Squeeze-Technik unterbrochen. Es wird abgewartet, bis das Ejakulationsbedürfnis nachläßt, dann wird erneut mit der Stimulierung begonnen.

Stop-Start-Methode

Die Stop-Start-Methode erweist sich oft als nicht ausreichend – der Drang zu ejakulieren wird nicht ausreichend unterdrückt – und ist häufig schon vom Patienten erfolglos ausprobiert worden.

Regeln für die Durchführung der Übungen
– Jede Übung soll ungefähr 15 Minuten lang durchgeführt werden. – Die Übungen sollten mindestens mehrmals pro Woche durchgeführt werden. – Die Squeeze-Technik muß zeitig genug angewendet werden, d.h. bevor der Zeitpunkt erreicht wird, von dem an der Ejakulationsprozeß unbeeinflußbar abläuft. – Am Ende der Übung von wiederholter Stimulation und Squeeze-Technik kann man es zum Samenerguß kommen lassen. Dies sollte jedoch möglichst erst nach längerer Zeit geschehen und mit Konzentration auf die Gefühle im Penis. – Auf den „Point of no return" achten und ihn bewußt erleben. – Das Stop-Signal muß klar und rechtzeitig gegeben werden. Dies kann verbal einfach durch das sagen von „stop", „jetzt" usw. geschehen oder nonverbal durch ein ausgemachtes Handzeichen. – Falls es einmal schwerfällt, eine Erektion zu bekommen, sie nicht forciert herbeiführen wollen, sondern die Übung abbrechen und zu einem späteren Zeitpunkt erneut beginnen.

Grundregeln

Besondere Aufmerksamkeit sollte bei den Übungen auf die gefühlsmäßige und sexuelle Reaktion der Partnerin gerichtet werden. Sie kann sich leicht als therapeutisches Hilfsmittel benutzt fühlen. Damit sie sich als engagierte, teilnehmende Partnerin respektiert fühlt, müssen auch ihre Persönlichkeit und ihre eigenen Wünsche berücksichtigt werden.

Am Ende der Behandlung muß mit dem Paar besprochen werden, daß die Kontrolle über den Ejakulationsprozeß in der nächsten Zeit noch nicht ganz sicher sein wird. Sie sollen deshalb in den nächsten 6 Monaten mindestens einmal in der Woche vor dem Koitus die Squeeze-Technik oder Stop-Start-Methode weiterhin anwenden.

5.1.5 Therapie bei anderen psychosexuellen Störungen

5.1.5.1 Störungen der sexuellen Appetenz

Die klinische Sexuologie hat sich bis vor kurzem wenig mit diesem Thema beschäftigt. Das hat mehrere Gründe:
- Die Zahl der männlichen Patienten, die wegen geringen sexuellen Interesses eine Behandlung aufsuchten, war bisher sehr gering. Erst in den letzten Jahren steigt die Patientenzahl an.
- Die auslösenden und aufrechterhaltenden Probleme sexueller Appetenzstörungen können sehr vielfältig sein; sie liegen oft in nicht sexuellen Bereichen, z. B. in Partnerproblemen. Eine vorwiegend auf die sexuelle Problematik ausgerichtete Behandlung erschien dann wenig erfolgversprechend.

Sexueller Appetenzmangel

Sexuelle Aversion

In die jüngsten Revisionen der zur Zeit aktuellen internationalen Klassifikationsschemata ICD und DSM ist vorwiegend aus therapeutischen Gründen die Unterteilung in zwei Unterformen sexueller Appetenzstörungen aufgenommen worden: Die verminderte sexuelle Appetenz (bzw. Mangel oder Verlust von sexuellem Verlangen) und die sexuelle Aversion (bzw. massive sexuelle Phobie). Die zweite Form ist zumindest bei Männern sehr häufig als ein massives sexuelles Vermeidungsverhalten eines Patienten anzusehen, das sich entsprechend den in Kapitel 2 erläuterten Vorstellungen aus einer Erektions- oder Ejakulationsstörung entwickelt hat. In den anderen Fällen ist die sexuelle Aversion Teil der meistens offensichtlichen Partnerproblematik. Allerdings sind die Entwicklungen bis hin zu einer sexuellen Aversion bei Männern sehr selten. Die Therapie entspricht bei sexueller Aversion als Vermeidungsverhalten dem üblichen Vorgehen bei Erektions- bzw. Ejakulationsstörungen (s. Kapitel 5.1.3 und 5.1.4.); der Einstieg in die Sensate-Focus-Übungen und die weiteren Stufen der Desensibilisierung in vivo müssen aber besonders behutsam und „kleinschrittig" gewählt werden.

Therapie bei sexueller Appetenzstörung

Für die Behandlung der verminderten sexuellen Appetenz, also der ersten Form der Appetenzstörungen, gibt es noch kein allgemein anerkanntes (etabliertes) therapeutisches Vorgehen. Mit diesem Klientel hat sich besonders Frau Singer-Kaplan beschäftigt. In ihrem neuesten Buch (Kaplan, 2000) empfiehlt sie ein kombiniertes therapeutisches Vorgehen mit kognitiv-verhaltenstherapeutischen und psychodynamischen Anteilen. Wichtige kognitiv-verhaltenstherapeutische Bausteine sind für sie:
- Die Schärfung des Bewußtseins des Patienten; damit ist die Verhaltensanalyse gemeint, die den Patienten die aufrechterhaltenden Bedingungen seiner Appetenzstörung erkennen läßt.
- Betonung der positiven und Reduktion der negativen Kognitionen bzgl. seiner Sexualität.
- „Vorglühen", d. h. sich gedanklich positiv erotisch einstimmen, bevor sexuelle Aktivitäten stattfinden.

- Einsatz von positiven sexuellen Phantasien und Erotika.
- Trainieren sexueller Fertigkeiten.
- Verbesserung partnerschaftlichen Umganges: höfliches Partnerverhalten u. ä.

In den psychodynamischen Anteilen, die eingesetzt werden, wenn die kognitive Verhaltenstherapie nicht genügend „greift", geht es vor allem um die Bearbeitung der anzunehmenden Widerstände gegen die Therapie unter Zuhilfenahme von Übertragungs- und Gegenübertragungsphänomenen.

Da die verursachenden und aufrechterhaltenden Faktoren bei verminderter sexueller Appetenz sehr unterschiedlicher Art sind, müssen die Therapiepläne bei den einzelnen Patienten sehr individuell erarbeitet werden. Allerdings ist die Methode des Sensate Focus oft ein guter Therapie-Einstieg. Der Patient wird angehalten, seine Kognitionen genau festzuhalten, die auftreten, wenn die Sensate-Focus-Übung stagniert. Diese Kognitionen helfen, die aufrechterhaltenden Bedingungen der Störung zu klären, so daß danach das weitere therapeutische Vorgehen festgelegt werden kann.

Individuelle Therapiepläne

5.1.5.2 Verzögerter Orgasmus, Anorgasmie

Ist diese (seltene) Symptomatik nicht durch Medikamente oder übermäßigen Alkoholkonsum oder durch eine deviante sexuelle Orientierung verursacht, so ist sie meistens Ausdruck einer starken sexuellen Gehemmtheit. Therapeutisch ist – im Sinne einer Desensibilisierung in vivo – ein langsames „Herantasten" an die ganze Breite sexuellen Verhaltens mit einem erweiterten Sensate Focus empfehlenswert. Damit ist ein phantasie- und variantenreiches Petting gemeint, bei dem kein Orgasmus erreicht werden soll. Die Betonung liegt also auf dem Experimentieren mit sexueller Erregung. Das soll zunächst allein wie bei den Stufen 1 und 2 in der Behandlung von Erektionsstörungen geschehen und dann in die üblichen Stufen des Sensate Focus übergehen. Danach kann die Partnerin mehr und mehr die aktive Rolle übernehmen, wiederum ohne das Ziel, einen Orgasmus erreichen zu wollen. Für den Patienten geht es dabei nur um das entspannte Genießen des momentanen Erlebens. Kommt es dabei nicht irgendwann spontan zum Höhepunkt, kann man zusätzlich einen Vibrator zur Hilfe nehmen, wie ihn die Andrologen benutzen, um Männern zu einem Samenerguß für eine Fertilitätsuntersuchung zu verhelfen. Das Gerät wird mit der Gummikappe auf den erigierten Penis aufgesetzt. Der Mann kann den Vibrator zunächst allein, aber auch bei sexuellem Partnerkontakt einsetzen. Ist mit dieser Technik der „Bann einmal gebrochen", so ist das Problem bei vielen Männern gelöst.

Erweiterter Sensate Focus

Vibrator

Das gleiche Vorgehen ist anwendbar bei einer Anorgasmie, die nur bei Partnerkontakt auftritt, sofern die Symptomatik nicht Ausdruck einer spezifischen Problematik dieser Partnerschaft ist.

5.1.6 Effektivität und Prognose

Hohe Erfolgsquoten

Das therapeutische Vorgehen nach Masters und Johnson und dessen Weiterentwicklung ist für die Behandlung sexueller Störungen heute die etablierte Behandlungsform. In vielen Therapiestudien wurde trotz der bekannten methodischen Probleme die Wirksamkeit nachgewiesen. Betrachtet man die Ergebnisse der Therapie funktioneller Sexualstörungen, so ist das Bild im Vergleich zu anderen psychischen Störungen erfreulich. Die berichteten Erfolgsquoten liegen hoch (zwischen 50 und 80 %). Viele der Wirkmechanismen sind bekannt: graduierter Angstabbau, Umlernen durch neue Erfahrungen, Verbesserung der Kommunikation des Paares, kognitive Umstrukturierung usw.

Die einzelnen Störungsbilder sind unterschiedlich erfolgreich zu behandeln: Während die Behandlung der Ejaculatio praecox sehr gute Erfolgsquoten aufweist, ist der Erfolg von primären Erektionsstörungen und reduzierter Appetenz insgesamt geringer. Dies mag daran liegen, daß bei Männern mit diesen Störungen häufig weitere Problembereiche vorhanden sind, z. B. enge Bindung an das Elternhaus, Angst vor einer Partnerschaft. Weiterhin verschlechtern psychiatrische Störungen bei einem der Partner und lange Dauer der Sexualstörungen den Behandlungserfolg.

Prognostische Kriterien

In einer Studie wurden vier wichtige prognostische Faktoren identifiziert: Guter Erfolg stand in Zusammenhang mit der Qualität der Partnerschaft und der sexuellen Beziehung, der Höhe der Therapiemotivaton und dem Ausmaß des Fortschritts, der bis zur dritten Therapiesitzung gemacht wurde (Hawton & Catalan, 1986). Weitere wichtige Prognosekriterien sind die Art der sexuellen Funktionsstörung, die Dauer der Problematik und das Vorhandensein sonstiger psychischer Störungen. Um eine realistische Planung der Therapie vornehmen zu können, sollten diese Kriterien berücksichtigt werden.

5.2 Sexualtherapie für Männer ohne Partnerin

5.2.1 Probleme der Einzelpatienten

- *Patientengruppe*

Die Therapie sexueller Störungen ist als Paartherapie konzipiert. State of the art ist also, daß nur Paare behandelt werden. Für Patienten ohne Partnerin gibt es nur eingeschränkte Therapiemöglichkeiten. Die Gruppe der therapiesuchenden Einzelpatienten ist jedoch größer als allgemein angenommen. Folgende Männer können von einer Behandlung ihrer sexuellen Problematik auch ohne Partnerin profitieren:

- Männer, die noch nie eine längere Partnerschaft hatten.
- Männer, die nach einer Trennung (oftmals wegen des sexuellen Problems) zur Zeit keine Partnerin haben.
- Männer, die sich zu einem mehrmonatigen stationären Aufenthalt wegen psychischer Probleme in einer psychosomatischen Klinik oder einer Klinik für Alkoholabhängige befinden und deren Partnerin aufgrund der räumlichen Distanz nicht in die Therapie einbezogen werden kann. Sie sind aber motiviert, auch an ihrer sexuellen Problematik zu arbeiten.
- Männer, deren Partnerin aus beruflichen Gründen (z. B. längere Abwesenheiten, Auslandsaufenthalt) nicht an regelmäßigen Therapiesitzungen teilnehmen kann.

Therapierbare Einzelpatienten

Beachte: Zu dieser Gruppe gehören nicht jene Männer, deren Partnerinnen aus unterschiedlichsten Gründen nicht an der Therapie teilnehmen wollen und die auch nicht dazu motiviert werden können. Der Verdacht liegt sehr nahe, daß hier nicht nur die Sexualität, sondern auch die Partnerschaft ein Problem ist.

Das in diesem Kapitel vorgestellte Vorgehen eignet sich auch nicht für Paare, die nicht bereit sind, ihr Leben für die Therapie so umzustellen bzw. gewisse Anstrengungen dafür in Kauf zu nehmen, daß die Therapiesitzungen einigermaßen regelmäßig durchgeführt werden können (z. B. bei Schichtarbeit). Wenn es dem Therapeuten hier nicht gelingt, mit dem Paar die Voraussetzungen für eine gemeinsame Therapie zu schaffen, sollte er eine Sexualtherapie ablehnen, da sie kaum Aussicht auf Erfolg hat.

- *Therapie*

Bei der Behandlung von Patienten ohne Partnerin müssen sich Therapeut und Patient von vornherein darüber klar sein, daß bestimmte Ziele der Therapie mit hoher Wahrscheinlichkeit nur bedingt erreicht werden können, da keine Paarübungen gemacht werden können. Es entfallen z. B. die wichtigen Verhaltensübungen des Sensate Focus. Kommunikationsfehler, die eventuell später mit einer Partnerin auftreten, können nicht mehr analysiert und modifiziert werden. Diese Einschränkungen sollten aber bei den aufgeführten Gruppen von Männern in Kauf genommen werden. Gerade die Patienten, die nicht nur temporär partnerlos sind, haben aufgrund ihrer sexuellen Problematik auch nicht den Mut, eine neue Partnerschaft einzugehen. Subjektiv bewegen sie sich in einem Teufelskreis: ohne Partnerin keine Therapie – ohne Verbesserung der sexuellen Problematik keine neue Partnerin. Auch wenn die Sexualtherapie nur in eingeschränktem Maße durchgeführt werden kann, eröffnet sie doch Chancen für eine neue Bezie-

Grenzen der Therapie

hung durch eine bessere Bewältigung des sexuellen Problems (z. B. durch das Wissen um weitere therapeutische Möglichkeiten, durch den Abbau soziosexueller Ängste, Mythen und Fehleinstellungen bzgl. Frauen).

Weitere Behandlungsmaßnahmen

Bei Paaren werden häufig kleinere Partnerschaftskonflikte neben der sexuellen Problematik behandelt. Bei Männern ohne Partnerin müssen im allgemeinen folgende Problembereiche behandelt werden, wobei diese Themenbereiche zunächst den größeren Anteil an der Behandlung haben können:
- Informationsvermittlung, z. T. mit kognitiver Umstrukturierung, bezüglich Sexualität, Frauen, Partnerschaft
- Abbau sexueller und sozialer Selbstunsicherheit durch Aufbau von soziosexueller Kompetenz
- Abbau von Beziehungsängsten
- Vorgehen bei der Partnersuche
- Bearbeitung des negativen Selbstwertgefühls

In Kapitel 5.2.2 wird das sexualtherapeutische Vorgehen bei Erektionsstörungen und in Kapitel 5.2.3 das Vorgehen bei Ejakulationsstörungen für Männer ohne Partnerin dargestellt. Dabei ist zu berücksichtigen, daß dies bei dieser Patientengruppe lediglich ein Baustein einer umfassenderen Therapie sein kann.

5.2.2 Therapieschritte bei Erektionsstörungen

Therapiestufen

Es kann jeweils dann mit einer neuen Stufe begonnen werden, wenn die vorherige ohne Schwierigkeiten gelingt.

Stufe 1: Gefühle und Körperempfindung
Entspricht Stufe 1 im Kapitel 5.1.3.3 (s. Seite 73, Kasten).
Stufe 2: Teasing I
Entspricht Stufe 2 im Kapitel 5.1.3.3 (s. Seite 73, Kasten).
Stufe 3: Teasing II
Fortsetzung der Teasing-Technik, jetzt aber mit Anwendung von Gleitgel, um sich an das feuchte vaginale Milieu zu gewöhnen.
Stufe 4: Systematische Desensibilisierung in der Phantasie I
Wenn der Mann die Sicherheit hat, daß er eine Erektion bekommen und einige Zeit aufrechterhalten kann, wird mit ihm eine Hierarchie von sexuellen Situationen aufgestellt, die für ihn angstauslösend bzw. mit unangenehmen Gefühlen verbunden sind. Diese Situationen soll er möglichst konkret beschreiben können.

Systematische Desensibilisierung

Meistens sind dies Ängste vor Erektionsverlust in bestimmten immer „eindeutiger" werdenden sexuellen Situationen. Als Übung masturbiert er und führt in der Phantasie diese Situationen ein (mit der am wenigsten angstauslösenden beginnen). Er soll sich die Situation in der Vorstellung genau ausmalen und auf Stimmungen und Gefühle achten. Beim ersten Anzeichen von Angst hört er mit der Masturbation auf, konzentriert sich auf eine angenehme Vorstellung (z. B. das individuelle Entspannungsbild) und entspannt sich (Kurzform der Entspannung).

Stufe 5: Systematische Desensibilisierung in der Phantasie II

Fortführung der in Stufe 4 begonnenen Desensibilisierung, bis der Patient ohne Verlust der Erektion zu den Situationen, die am höchsten mit Angst verbunden waren, masturbieren kann.

Stufe 6: Alternativverhalten I

Alternativverhalten

In der Therapiesitzung werden mit dem Patienten ausführlich verschiedene Szenarien erarbeitet, was er für sich und seine Partnerin tun kann, wenn es zu Schwierigkeiten mit der Erektion kommt. Es werden möglichst konkrete Hilfestellungen erarbeitet. Zu Hause soll er wie gewohnt seine Masturbationsübungen machen, dann aber, wenn er eine Erektion hat, aufhören zu masturbieren und sich in der Phantasie eine Situation, in der er Probleme mit der Erektion hatte, vorstellen. Er soll sich voll auf das Versagensgefühl konzentrieren. Dadurch läßt die Erektion nach. Dann soll er sich das in der Therapiesitzung besprochene Alternativverhalten vorstellen (z. B. ein Glas Wein trinken, mit der Partnerin über ein unbelastetes Thema sprechen, evtl. dabei die Entspannung einsetzen), um aus der negativ erlebten Situation mental herauszufinden und wieder erregt zu werden. Erst wenn er voll entspannt ist, wieder masturbieren.

Stufe 7: Alternativverhalten II

Beginn wie Stufe 6. Beim Nachlassen der Erektion ein Alternativverhalten vorstellen, das (im Gegensatz zur Stufe 6) nicht wieder zu einer Erektion führt. Das für sich akzeptieren und überlegen, wie es mit der Partnerin besprochen werden kann. In der Vorstellung nicht-sexuelles Verhalten als Alternativverhalten einsetzen oder die Partnerin sexuell befriedigen, jedoch ohne Penis. Das Ganze möglichst entspannt und ohne Erektion vorstellen.

Stufe 8: Übertragung in die Partnersituation

Übertragung in die Partnersituation

In der Therapiesitzung wird mit dem Patienten besprochen, wie das bisher neu erlernte sexuelle Verhalten in die sexuelle Interaktion mit einer Partnerin konkret eingebracht werden kann. Dabei sollten folgende „Regeln" erarbeitet werden:
– Geschlechtsverkehr nur anstreben, wenn die Bedingungen für eine entspannte Situation vorhanden sind und Lust dazu besteht.
– Sich auf alle Körperempfindungen konzentrieren, nicht nur den Penis und die Erektion beobachten.

- Der Partnerin mitteilen, was erregend ist.
- Nicht erwarten, daß nach den Übungen alles perfekt geht. Das wird nicht so sein. Zunächst wird eine gewisse Zeit benötigt, um in der Partnersituation zu „experimentieren". Dabei auch nicht-genitale Befriedigungsmöglichkeiten einbeziehen.
- Vielleicht ist später eine gemeinsame Therapie mit der neuen Partnerin möglich.

5.2.3 Therapieschritte bei Ejakulationsstörungen

Therapiestufen

Stufe 1: Masturbation mit „Stop-Start" I
Ziel: über längere Zeit (bis zu 15 min) ohne Ejakulation masturbieren. Ganz auf den Penis konzentrieren, um das Ausmaß der Erregung zu spüren. Wenn die Erregung sehr groß wird und der „Point of no return" spürbar wird, mit Masturbieren zeitig genug aufhören. Der Drang zur Ejakulation geht langsam oder auch schnell zurück. Sobald der Drang nachgelassen hat, wieder mit der Masturbation beginnen und dabei rechtzeitig vor der Ejakulation wieder stoppen (zur Beschreibung der Stop-Start-Methode vgl. Kapitel 5.1.4.2).

Stufe 2: Masturbation mit „Stop-Start" II
Wie Stufe 1, jedoch jetzt ein Gleitmittel verwenden (zum Beispiel Öl, Gleitmittel aus der Apotheke, Speichel).

Stop-Start-Methode

Stufe 3: Masturbation mit Änderungen in der Stimulierung
Ziel: über längere Zeit (ca. 15 min) masturbieren, ohne es zur Ejakulation kommen zu lassen und ohne zu stoppen (wie bei Stufe 1). Auf den Penis konzentrieren. Wenn ein hoher Grad an Erregung erreicht ist, die Art der Masturbation so verändern, daß die Erregung abnimmt. Diese Veränderungen können folgende sein: langsamer werden; mit weniger Druck streicheln; die Stelle wechseln, die gestreichelt wird (z. B. nur den Schaft streicheln anstatt der Eichel). Ausprobieren, wie sich die Entspannung angespannter Körperteile, die Veränderung der Stellung und der Atmung auf die Erregung auswirken. Nur eine Variation auf einmal probieren. Diese Veränderungen erfordern, daß damit zu einem früheren Zeitpunkt begonnen wird als mit dem „Stoppen", um die Ejakulation zu verhindern. Wenn die starke Erregung abgeklungen ist, wieder mit einer sehr erregenden Technik masturbieren.

Squeeze-Technik

Falls es dem Mann bis zu dieser Stufe nicht gelungen ist, mit Hilfe der Stop-Start-Methode seine Ejakulation zu beeinflussen, sollte ihm die Squeeze-Technik vorgeschlagen werden (Beschreibung in Kapitel 5.1.4.2). Sie sollte ihm in jedem Fall erklärt werden, da ihr Einsatz bei der Übertragung in die Partnersituation sehr häufig notwendig wird.

Stufe 4: Einbeziehung der Partnersituation in die Phantasie I

Phantasie der Partnersituation

Ab Stufe 4 soll das bisher erlernte bewußtere Umgehen mit der Erregung und dem Ejakulationszeitpunkt auf das konkrete Verhalten in der Partnerbeziehung übertragen werden. Dies geschieht zunächst mittels Phantasien. Mit der Stop-Start-Methode ca. 15 min mit der Phantasie masturbieren, mit einer Partnerin Geschlechtsverkehr zu haben. Die Phantasien mit den ersten Zärtlichkeiten beginnen lassen und weiter über alle sexuellen Aktivitäten, die vorkommen können, führen.

Ein Teil der Phantasie soll sich damit beschäftigen, wann es nötig ist mit der Partnerin zu „stoppen", zum Beispiel nach dem Eindringen. Wenn in der Phantasie gestoppt wird, auch mit der Masturbation aufhören. Wenn die Erregung nachgelassen hat, wieder mit der Phantasie und Masturbation beginnen. Auf jeden Fall Szenen miteinbeziehen, bei denen während des Geschlechtsverkehrs unterbrochen werden muß.

Stufe 5: Einbeziehung der Partnersituation in die Phantasie II

Diese Übung ist identisch mit Stufe 4, nur daß jetzt statt des Aufhörens mit der Masturbation Änderungen in der Masturbationstechnik zum Rückgang der Erregung verwendet werden (vgl. Stufe 3).

Stufe 6: Schneller Orgasmus mit Focusieren

Ganz auf den Penis konzentrieren, masturbieren und so schnell wie möglich ejakulieren. Versuchen, sogar schneller als vor den Übungen zum Orgasmus zu kommen.

Mit dieser Übung kann etwas darüber gelernt werden, was zu schnellen Ejakulationen führt. Wenn es schwer fällt, diese Übung schnell durchzuführen, kann daran gezeigt werden, daß Fortschritte stattgefunden haben.

Stufe 7: Übertragung in die Partnersituation

Übertragung in die Partnersituation

In den letzten Therapiesitzungen werden mit dem Patienten individuell „Regeln" erarbeitet, die die Übertragung des Gelernten in die Partnersituation erleichtern sollen. Folgende Punkte sollten dabei besprochen werden:
- Geschlechtsverkehr nur dann anstreben, wenn die Bedingungen für eine entspannte Situation vorhanden sind und Lust dazu besteht.
- Während aller sexueller Aktivitäten sich auch auf den Penis konzentrieren, um frühzeitig Veränderungen vornehmen zu können, durch die die Erregung abgeschwächt wird. Es ist wichtig, der Partnerin zeigen zu können, daß man „stoppen" möchte, wenn dies notwendig ist.
- Vor dem Einführen in die Vagina auf den Grad der Erregung achten. Ist er sehr hoch, einige Veränderungen vor dem Einführen machen (zum Beispiel entspannen, an nicht so erregenden Körperstellen streicheln, tiefe Atmung, nochmals „stoppen").

- Nach dem Eindringen nicht sofort bewegen. Für ungefähr eine Minute ruhig liegen und auf die Erregung achten und eventuell entspannen.
- Nicht erwarten, daß nach den Übungen alles perfekt geht. Das wird nicht so sein. Zunächst wird eine gewisse Zeit benötigt, um in der Partnersituation zu „experimentieren", d. h. die sehr erregenden Dinge und die weniger erregenden herauszufinden.
- Mit der Partnerin besprechen, wie sie helfen kann, z. B. auf Pausen achten, zunächst keine zu heftigen Bewegungen.
- Es wird Situationen geben, in denen es zu einem schnellen Samenerguß kommt, entweder weil die Kontrolle verloren wurde oder weil es gewünscht war. Nicht jeden Fall überbewerten, sondern versuchen zu genießen und etwas für die Partnerin tun, was sie gerne mag.
- Alle sexuellen Aktivitäten langsam durchführen. Sich Zeit lassen.

5.3 Somatische Behandlungsmethoden

• *Grundsätzliche Bemerkungen*

Indikation für körperliche Behandlung

Wie in vielen anderen Bereichen der Psychosomatik kann man bei der Behandlung sexueller Störungen *nicht* nach dem zu einfachen Motto verfahren: Körperliche Verursachung verlangt körperliche Behandlung, psychische braucht Psychotherapie.

Bei vorwiegend organisch bedingten sexuellen Störungen kann es Situationen geben (z. B. bei Querschnittslähmungen), in denen die geschickte psychologische Führung des Patienten die wesentliche Therapie ist. Umgekehrt kann – wenn auch selten – bei psychischer Bedingtheit die therapeutische Entscheidung für eine körperliche Behandlung fallen (z. B. medikamentöse Behandlung, da kein Psychotherapeut in erreichbarer Nähe).

Somato-Psychotherapie

Im typischen Klientel einer urologischen Ambulanz mit Männern um das 50. Lebensjahr sind bei ca. 50 % der erektionsgestörten Patienten die Ursachen unklar, oder eine organisch und psychisch gemischte Ätiologie ist anzunehmen. Der therapeutisch sinnvollste Ansatz für dieses Klientel ist sicher eine integrierte Behandlungsform mit somatischen und psychotherapeutischen Anteilen. Hierfür kann man den Begriff „Somato-Psychotherapie" benutzen, der die Integration der Behandlungen betonen soll.

Einige somatische Behandlungsformen erzeugen künstliche Erektionen (z. B. Prothesenchirurgie, Schwellkörperautoinjektionstherapie). Darauf muß sich der Betroffene, vor allem aber auch seine Partnerin einstellen können. Einige Partnerinnen lehnen diese artifizielle Sexualität ab, ganz besonders dann, wenn sie vorher nicht informiert wurden.

> **Beachte:** Vorbedingung für den Einsatz somatischer Behandlungsformen sind eine gründliche Diagnostik zur Abklärung der Ursachen und insbesondere bei invasiven Behandlungsmethoden eine verantwortungsvolle Therapie-Entscheidung sowie gemeinsame Gespräche mit der Partnerin.

Einbeziehung der Partnerin

- *Das praktische Vorgehen*

Die wesentliche Vorbedingung für eine kombinierte körperliche und psychotherapeutische Behandlung ist die prinzipielle Offenheit sowohl des Psychotherapeuten als auch des mitbehandelnden Arztes gegenüber den Untersuchungs- und Behandlungsmethoden des jeweiligen Kollegen. Nur in enger Kooperation, am besten im Rahmen eines Liaisondienstes, ist Somato-Psychotherapie in sinnvoller Form machbar. Sie kann auch in „einer Hand" erfolgen, wenn der Therapeut hierfür die entsprechende Ausbildung besitzt (z. B. ein psychotherapeutisch ausgebildeter Androloge). Die Diagnostik kann gemeinsam oder nacheinander durchgeführt werden. Die Besprechung der Ergebnisse mit dem Patienten sollte sinnvollerweise gemeinsam geschehen.

Kooperation ist wichtig

In der Behandlung ist ein „sanftes" gestuftes Vorgehen empfehlenswert, wie es in der Sexualtherapie (s. Kapitel 5.1.2) üblich ist. Die hinzu genommene körperliche Behandlungsstrategie kann dabei nur ein – wenn auch wichtiger – Baustein sein; oft erleichtert sie den Einstieg in die Behandlung. Im weiteren Verlauf sollte aber immer mehr der psychotherapeutische Aspekt hineingebracht werden, während die körperliche Behandlungsmethode nur noch als Unterstützung dient.

Kombinierte körperliche und psychische Behandlung

Auf eine besondere Gefahr ist hinzuweisen: Der Psychotherapeut muß darauf achten, sich nicht vom Patienten oder sonstigen in die Therapie involvierten Personen in die scheinbar einfache, bequeme Lösung einer ausschließlich körperlichen Behandlung hinüberziehen zu lassen. Dann steigt die Gefahr eines Abbruchs der Behandlung: Die Abbruchquoten bei der ausschließlichen Schwellkörperautoinjektionsbehandlung liegen nach Literaturangaben zwischen 40 und 60 %.

5.3.1 Orale Medikation und mechanische Hilfsmittel (nicht-invasive Behandlungen)

- *Sexualhormone*

Die Behandlung mit Sexualhormonen macht lediglich dann Sinn, wenn ein nachgewiesener Mangel besteht. Das ist leicht über eine Bestimmung der Hormonspiegel der Keimdrüsen im Blut festzustellen. Bei den meisten Männern mit sexuellen Störungen sind diese Hormonwerte normal; eine

Testosteron Hormonstörung als Ursache ist äußerst selten. Ist der Hormonspiegel in Ordnung, dann ändert sich durch eine zusätzliche Hormongabe nichts: das sexuelle Interesse steigt nicht an, die sexuellen Funktionen bleiben unverändert. Im Gegenteil: Nimmt man Hormone, dann geht als Reaktion des Körpers die Eigenproduktion entsprechend zurück. Setzt man die Hormone wieder ab, dann erreicht man vorübergehend eine Senkung der Hormonwerte im Blut mit Nachlassen des sexuellen Interesses, bis sich der Körper auf die neue Situation eingestellt und die Eigenproduktion wieder erhöht hat. Das kann längere Zeit in Anspruch nehmen.

- *Sildenafil (Viagra®)*

Viagra® Seit dem Herbst 1998 ist der selektive Phosphodiesterasehemmer Sildenafil in Europa (in den USA seit März 1998) im Handel, der sich in kontrollierten Studien zur Behandlung von Erektionsstörungen unterschiedlicher Genese als überraschend wirksam erwiesen hat.

Wirksamkeit, Sicherheit *Wirksamkeit und Sicherheit.* Sildenafil bewirkt fast ausschließlich eine Verbesserung der Erektionsfähigkeit. Die Refraktärzeit (Zeitraum, in dem eine erneute sexuelle Stimulierung noch nicht wieder erfolgen kann) ist möglicherweise verkürzt; manche Männer berichten von rascheren Ejakulationen. Die sexuelle Appetenz wird nicht direkt verändert (erhöht), aber sicherlich indirekt positiv beeinflußt, wenn ein Patient mit Erektionsstörungen seine Erektionsfähigkeit durch Sildenafil wiedererlangt hat.

Sildenafil ist inzwischen in einer Reihe von kontrollierten Studien an verschiedenen Populationen erprobt worden, insgesamt an über 3000 Männern im Alter zwischen 19 und 87 Jahren. Die Wirksamkeit lag bei Patienten mit traumatischen Rückenmarksschädigungen und psychisch bedingten Erektionsstörungen zwischen 70 und 80 %, bei Patienten mit ausgeprägten diabetesbedingten Störungen und Erektionsproblemen nach Prostata-Operation bei ca. 50 %; die niedrigeren Erfolgszahlen sind wahrscheinlich durch die zusätzlich bestehenden Nervenläsionen bedingt.

Sildenafil scheint in seiner Anwendung relativ sicher zu sein. Allerdings sind in den kontrollierten Studien einige Todesfälle aufgetreten; die Studienärzte sahen in keinem Fall einen Zusammenhang mit der Studienmedikation. Patienten mit Herzerkrankungen müssen vor Sildenafil-Einnahme gründlich kardiologisch untersucht werden. Seit der Zulassung von Viagra® sind in den USA weitere Todesfälle unter Sildenafil-Behandlung berichtet worden. Es ist noch nicht geklärt, inwieweit diese Todesfälle tatsächlich mit einer Einnahme von Sildenafil in direktem Zusammenhang standen; die Wahrscheinlichkeit ist eher gering.

Indikation *Indikationsbereich und Kontraindikationen.* Der Indikationsbereich umfaßt zur Zeit vor allem körperlich bedingte Erektionsstörungen, z. B. bei Diabetes, Hypertonie, nach Prostata-Operationen und bei traumatischen Rückenmarksverletzungen. Ausgeprägte Erektionsprobleme älterer Männer mit einer uneindeutigen Genese können ebenfalls eine Indikation sein. Theoretisch ist vorstellbar, daß Sildenafil bei vorwiegend psychisch bedingten Erektionsstörungen hilft, die oft erheblichen Versagensängste der Männer zu überwinden. Damit könnte Viagra® ein wichtiges Adjuvans für eine Behandlung im Sinne einer Somato-Psychotherapie werden. Jedoch gibt es bisher keine Erfahrungen darüber, wie eine Sildenafil-Behandlung in eine Psychotherapie zu integrieren wäre. Sicherlich gibt es auch Situationen, in denen trotz klarer Psychogenese eine Sildenafil-Behandlung der einzig mögliche therapeutische Weg sein kann.

Viagra® eignet sich nicht zur Behandlung von primären Libidostörungen (z. B. als Folge endokrinologischer Erkrankungen oder durch sedierende Effekte anderer Pharmaka), da nach unserem bisherigen Wissen diese Substanz keine zentralstimulierende Wirkung hat.

> **Beachte:** Die gleichzeitige Behandlung mit nitrathaltigen Pharmaka (häufig bei Herzerkrankungen angewandt) ist strikt kontraindiziert, da die geringe blutdrucksenkende Wirkung von Sildenafil durch Nitrate erheblich potenziert wird, so daß gefährliche Blutdrucksenkungen auftreten können.

Unerwünschte Arzneimittelwirkungen (UAW). In den kontrollierten Studien wurden beschrieben: Erröten, Kopfschmerzen, Dyspepsie, gelegentlich Rhinitis oder eine verstopfte Nase und Sehstörungen in Form eines Bläulichsehens im peripheren Gesichtsfeld. Alle diese Nebenwirkungen wurden überwiegend als vorübergehend und mild oder mittelstark angegeben und klangen ohne spezifische Behandlung ab. Die Abbruchquote wegen solcher UAW war unter Sildenafil- (2,5 %) und unter Placebobehandlung (2,3 %) fast gleich niedrig. Alkohol verstärkt leicht die geringe blutdrucksenkende Wirkung von Sildenafil.
Unerwünschte Arzneimittelwirkungen

Therapeutische Anwendung. Sildenafil ist im Bereich zwischen 25 mg und 100 mg in seiner Wirkung dosisabhängig; eine Steigerung auf 200 mg oder mehr ergibt keinen zusätzlichen Effekt. Der Wirkungseintritt ist unter sexueller Stimulation ca. 1/2–4 Stunden nach Einnahme möglich. Der Hersteller empfiehlt, wegen der Möglichkeit stärkerer Nebenwirkungen, die Dosierung nicht über eine einmalige Einnahme täglich zu steigern.
Dosierung

Wie bei allen anderen sexualtherapeutischen Eingriffen ist dringend die Kombination der Sildenafil-Behandlung mit Sexualberatung und die Einbeziehung der Partnerin anzuraten.

Über Probleme im Rahmen einer Langzeitbehandlung wurde bisher nichts bekannt. Allerdings liegen auch nur einige Langzeitbeobachtungen über maximal 4 Jahre vor. Körperliche Abhängigkeit wurde bisher nicht beobachtet. Es ist denkbar, aber noch nicht geklärt, daß Männer psychisch abhängig werden könnten.

- *Aphrodisiaka*

Yohimbin-HCl

Die meisten Aphrodisiaka tragen ihren Namen zu Unrecht, weil sie keine sind. Sie wirken, wenn überhaupt, weil man an ihre Wirkung glaubt. Eine Ausnahme macht das Yohimbin, früher ein aus der Yohimbe-Wurzel hergestellter Extrakt, inzwischen eine chemisch rein herstellbare Substanz. Für diese Substanz (Yohimbin-HCl) wurde in der Behandlung von Appetenz- und Erektionsstörungen bei Männern in mehreren kontrollierten Studien in den letzten Jahren gegenüber Placebo eine begrenzte Wirksamkeit eindeutig nachgewiesen. Man vermutet einen zentralen Angriffspunkt dieses selektiven kompetitiven Alpha-2-adrenergen Rezeptorblockers.

- *Psychopharmaka*

Einigen Antidepressiva wird sexuell stimulierende Wirksamkeit nachgesagt, die über die antidepressive Wirkung hinausgehe. Die Annahmen basieren auf einigen Einzelberichten. Für Trazodon (Thrombran®), das auch sexuell stimulieren soll, konnte diese Wirksamkeit in einer kürzlich veröffentlichten kontrollierten Studie nicht nachgewiesen werden. Mitteilungen über unerwünschte Arzneimittelwirkungen auf den sexuellen Bereich sind weitaus häufiger (s. Kapitel 1.2). Vor allem das Thioridazin (Melleril®), ein mildes Neuroleptikum, und die neuen Antidepressiva vom Typ der Serotoninwiederaufnahmehemmer (z. B. Paroxetin = Seroxat®) bewirken bei manchen Männern eine Ejakulationsverzögerung. Das kann man u. U. zur Mitbehandlung eines vorzeitigen Samengusses ausnutzen.

Trazodon

Thioridazin

Paroxetin

- *Vibratoren*

Vibrator

Sie werden in der Andrologie als Hilfsmittel zur Gewinnung eines Ejakulates für diagnostische Zwecke benutzt. Einige Autoren setzen Vibratoren zur Behandlung der Anorgasmie des Mannes mit gelegentlichem Erfolg ein. Sie können hilfreich sein, da sie manchmal ein erstes Erleben eines Samengusses ermöglichen; oft ist dann „der Bann gebrochen" (s. Kapitel 5.1.5.2).

- *Vakuumpumpe und Penisring*

Vakuumpumpe

Wegen der vielen und schwer einschätzbaren Nebenwirkungen semi-invasiver und invasiver Behandlungsmethoden erlebten diese Hilfsmittel eine Renaissance. Sie werden hier der Vollständigkeit halber und wegen ihrer relativen Unschädlichkeit erwähnt, sind aber nicht jedermanns Geschmack. Die Einführung von Sildenafil (Viagra®) wird sie wieder unbedeutender werden lassen. Die Vakuumapparate, manchmal etwas unhandliche Geräte, die über den Penis gestülpt werden, verbessern durch Unterdruck eine Erektion. Ist eine maximal mögliche Erektion erreicht, wird sie durch ein dickes Gummiband gehalten, das um die Peniswurzel gelegt wird. Es muß spätestens nach einer Stunde entfernt werden. Nach dem gleichen Prinzip funktionieren die Penisringe, die eine Erektion aufrechterhalten können. Voraussetzung ist allerdings, daß der Mann zunächst eine ausreichende Erektion erreichen kann.

5.3.2 Injektionen und Operationen (teil-invasive und invasive Behandlungen)

- *Schwellkörperautoinjektionstherapie (SKAT)*

Spritzt man sogenannte vasoaktive (gefäßaktive) Pharmaka in den Penisschwellkörper, erreicht man eine künstliche Erektion. Je nachdem wie intakt der Schwellkörper ist, läßt sich rasch oder langsam eine unvollständige oder vollständige Erektion herbeiführen. Zur Diagnose von Gefäßveränderungen als Ursache sexueller Funktionsstörungen hat man sich diese Methode mit viel Erfolg zunutze gemacht. Inzwischen wird die Injektion dieser vasoaktiven Substanzen auch zur Behandlung angewandt. *SKAT*

Dem Mann wird die Injektionstechnik gezeigt, die er dann bei Bedarf zu Hause selbst anwendet (Schwellkörperautoinjektionstherapie). Er spritzt sich eine individuell unterschiedliche Menge des Mittels mit einer feinen Nadel in den Penisschaft. Die Injektion selbst ist zunächst unvertraut, aber nicht schmerzhaft. Anschließend entwickelt sich unter normalen Verhältnissen nach ca. 10–20 Minuten eine Erektion, die je nach Reagibilität und gespritzter Dosis zwischen 20 und 60 Minuten anhält. Die urologische Medizin hat inzwischen sehr genaue sogenannte „Standards of care" für diese Anwendung entwickelt, d. h. Vorschriften für ihren medizinischen Gebrauch. Mit den früher eingesetzten Pharmaka war eine gefährliche Dauererektion (Priapismus) als gefürchtete Nebenwirkung nicht selten. Sie muß durch Gegenmedikation oder einen operativen Eingriff innerhalb weniger Stunden beseitigt werden, damit nicht eine körperliche Dauerschädigung des Penis eintritt. Mit den Pharmaka, die jetzt angewandt werden, vor allem Prostaglandin E1, tritt diese Nebenwirkung nur selten auf; dafür kommt es jetzt häufiger zu Schmerzen im Penis nach der Injektion. Katamnestische Untersuchungen der letzten Jahre berichten über hohe Abbruchraten (bis zu 60 %), zum Teil wegen eines Wiederauftretens von Spontanerektionen, häufiger jedoch wegen Unzufriedenheit mit der Applikationsart und wegen einer Ablehnung durch die Partnerin. Deshalb ist die Information und die Zustimmung der Partnerin eine unbedingte Voraussetzung für diese Behandlung. Die Therapie ist bei Männern indiziert, deren Erektionsstörung irreversibel und durch andere Methoden nicht zu beeinflussen ist. Sie wird *Wirkung* *Nebenwirkungen* *Indikation* durch die Erfolge mit der Sildenafil-Behandlung stark in den Hintergrund treten.

- *Penisprothesen*

Penisprothesen

Die Prothesenchirurgie wird seit über 20 Jahren durchgeführt, hat aber aufgrund der neueren Entwicklungen (SKAT, Sildenafil) erheblich an Bedeutung verloren. Drei Arten von Prothesen sind üblich. Silikon-Prothesen bestehen aus zwei Stäben, die in die beiden Schwellkörper eingesetzt werden. Die starren Stäbe bewirken eine dauerhafte Erektion. Eine zweite Art von Prothesen mit biegsamen Stäben führt zu einem Zustand, der mit einer halbsteifen Dauererektion vergleichbar ist. Eine dritte Prothesenart sind mit Flüssigkeit gefüllte Stäbe, die hydraulisch gefüllt und geleert werden können. Mit einem im Hodensack befindlichen Pumpbällchen kann diese Flüssigkeit aus dem unter der Bauchdecke befindlichen Reservoir in die Stäbe gepumpt werden, so daß sich dann eine Erektion entwickelt, die durch Druck auf ein Ventil an der Pumpe wieder rückgängig gemacht werden kann. Die Zahl der Nachuntersuchungen ist gering, so daß wenig bekannt ist, wie zufrieden die Männer, aber auch ihre Partnerinnen, über längere Zeit mit diesem Hilfsmittel sind. Eine Prothese sollte die ultima ratio bleiben, also nur dann eingesetzt werden, wenn unbedingt gewünscht und wenn alle anderen Behandlungsformen sich als untauglich erwiesen haben. Man muß sich darüber im klaren sein, daß, wenn dieser Eingriff nicht vertragen wird (z. B. Abstoßung der Prothese durch den Körper), keine andere Eingriffsmöglichkeit mehr zur Verfügung steht: Beim Einsetzen der Stäbe werden die Penisschwellkörper irreversibel zerstört.

Höchstens ultima ratio

- *Abschließende Bemerkungen*

Chance psychotherapeutischer Weiterbehandlung

Manche Männer sind trotz der Wiederherstellung ihrer sexuellen Funktion durch die körperliche Behandlung mit dem Therapieergebnis nicht zufrieden. Sie spüren, daß sie nach etwas anderem suchen, daß ihnen etwas anderes fehlt. Ihnen wird also erst durch den Erfolg der körperlichen Behandlung deutlich, daß ihre sexuelle Problematik auch andere Seiten hat. Das kann sie dafür offen machen, biographische und partnerdynamische Zusammenhänge zu erkennen, die sie vorher nicht sehen konnten oder nicht sehen wollten. Die neurotische oder partnerschaftliche Problematik wird dem Patienten jetzt also erst deutlich und damit einer Bearbeitung zugänglich.

Umgekehrt kann die körperliche Behandlungsmethode aber auch zur Reduktion partnerdynamischer Probleme führen, wenn sie sich sekundär aus der Erektionsproblematik ergeben haben. Die vom Therapeuten angenommene Verursachung der sexuellen Problematik durch die Partnerschwierigkeiten bestätigt sich also nicht – und auch das führt zur Klärung des weiteren therapeutischen Vorgehens.

6 Sexuelle Deviationen, Paraphilien

Psychotherapeuten haben eher selten mit sexuell devianten Patienten zu tun; sie sollten aber auch deren Anliegen gerecht werden können. Deshalb wird in diesem Teil ein Überblick gegeben, damit der Therapeut beratend oder „weichenstellend" tätig sein kann. Die Psychotherapie bei Paraphilen erfordert spezielle Kenntnisse, die z. B. bei Hoyndorf et al. (1995) und Marshall et al. (1998), nachzulesen sind.

6.1 Die Störungsbilder

Die Begriffe Paraphilie, sexuelle Deviation, Perversion und Störung der Sexualpräferenz werden in der Literatur fast synonym benutzt. Der Begriff „Perversion" wird von den psychoanalytisch orientierten Therapeuten wegen seiner sprachlichen Nähe zur psychoanalytischen Perversionslehre bevorzugt; „Störung der Sexualpräferenz" wurde über das internationale Klassifikationssystem der WHO (ICD) erstmals in seiner 10. Revision eingeführt; „Paraphilie" wurde durch das Diagnosemanual der amerikanischen Gesellschaft für Psychiatrie (DSM) im angloamerikanischen Sprachraum üblich.

Die Begriffe

Definititon
Auf der Ebene des Verhaltens ist eine Paraphilie bzw. sexuelle Deviation operational am besten als sexueller Drang nach einem unüblichen Sexualobjekt (z. B. Pädophilie) oder nach unüblicher Art sexueller Stimulierung (z. B. Fetischismus) zu beschreiben.

Definitions-kriterien

Die häufigsten Formen sind mit den international üblichen Definitionen und ihren ICD- bzw. DSM-Nummern in Tabelle 7 zusammengestellt. Die Reihenfolge entspricht dabei in etwa der Häufigkeit, mit der diese Patienten einen Therapeuten aufsuchen. Die internationalen Klassifikationssysteme (insbesondere DSM-IV) verlangen, daß zur Bewertung als Devianz die wiederkehrenden, intensiven sexuell erregenden Phantasien, sexuell dranghaften Bedürfnisse oder Verhaltensweisen
- mindestens über einen Zeitraum von 6 Monaten aufgetreten sind (Kritcrium a) und
- das Verhalten, die sexuell dranghaften Bedürfnisse oder Phantasien in klinisch bedeutsamer Weise Leiden oder Beeinträchtigung im sozialen, beruflichen oder anderen wichtigen Funktionsbereichen bedingen (Kriterum b).

Tabelle 7:
Formen sexueller Deviation, Paraphilien

Sexuelle Deviationen, Paraphilien		ICD	DSM-IV
	Über einen Zeitraum von mindestens 6 Monaten bestanden wiederkehrende starke sexuelle Impulse, Handlungen und/oder sexuell erregende Phantasien,		
Exhibitionismus	... die das Entblößen der eigenen Geschlechtsteile gegenüber einem nichtsahnenden Fremden beinhalten.	F 65.2	302.4
Fetischismus	... die den Gebrauch lebloser Objekte (z. B. weibliche Unterwäsche) beinhalten.	F 65.0	302.81
Pädophilie	... die sexuelle Aktivität mit einem vorpubertären Kind oder Kindern (gewöhnlich im Alter von 13 Jahren oder jünger) beinhalten.	F 65.4	302.2
Transvestismus (transvestitischer Fetischismus)	... die im Zusammenhang mit weiblicher Verkleidung bei einem heterosexuellen Mann standen.	F 65.1	302.3
Voyeurismus	... die die Beobachtung argloser Personen, die nackt sind, sich gerade entkleiden oder sexuelle Handlungen ausführen, beinhalten.	F 65.3	302.82
Frotteurismus	... die das Berühren und Sich-Reiben an Personen betreffen, die mit der Handlung nicht einverstanden sind.	F 65.8	302.89
Sexueller Masochismus	... die mit einem realen, nicht simulierten Akt der Demütigung, des Geschlagen- und Gefesseltwerdens oder sonstigen Leidens verbunden sind.	F 65.5	302.83
Sexueller Sadismus	... die reale, nicht simulierte Handlungen beinhalten, in denen das psychische oder physische Leiden (einschließlich Demütigung) des Opfers für die Person sexuell erregend ist.	F 65.5	302.84
Sodomie	... die sexuelle Aktivität mit Tieren beinhalten.	F 65.8	302.9
Erotophonie	... die obszöne Telefonanrufe beinhalten mit Personen, die ahnungslos und/oder damit nicht einverstanden sind.	F 65.8	302.9

Definition sexueller Delinquenz

Sexuelle Delinquenz

Von der Paraphilie ist die sexuelle Delinquenz abzugrenzen. Das sind Personen, die Straftaten gegen die sexuelle Selbstbestimmung begehen (Sexualstraftäter). Sie sind vorwiegend nicht paraphil. Die große Mehrzahl von ihnen übt übliche, also nicht-deviante, Sexualiät in zum Teil äußerst aggressiver Form aus (Vergewaltigung).

Ein kleiner Anteil der Sexualstraftäter sind paraphile Sadisten ($< 10\%$) und pädophile Männer. Die Mehrzahl der Pädophilen ist jedoch in den sexuell devi9anten Handlungen nicht aggressiv. Die sexuelle Delinquenz wird hier nicht besprochen. Sie bedarf wegen der besonderen forensischen Aspekte gesonderter Betrachtung (Näheres siehe z. B. bei Kockott, 1996; Marshall et al., 1990).

- *Soziokulturelle Einflüsse*

Die Entscheidung, was als Paraphilie angesehen wird, ist kultur- und zeitgebunden. Der Transvestitismus ist bei uns eine Paraphilie, in anderen Kulturen genießen Transvestiten hohes Ansehen, z. B. bei einigen Naturvölkern Südostasiens. Innerhalb der gleichen Kultur können sich Bewertungen ändern. Die Saliromanie, das Besprtizen von Frauen mit mitgeführter Flüssigkeit, noch vor 30 Jahren in der einschlägigen Literatur beschrieben, ist heute so gut wie nicht mehr bekannt. Mit der Entwicklung neuer technischer Möglichkeiten entstanden neue Deviationsformen, wie z. B. vor Jahren die Erotophonie (obszöne Telefonanrufe bei einer hierzu nicht bereiten Frau). Die momentan benutzten internationalen Klassifikationsschemata gelten also nur in unserer Zeitepoche und vorwiegend nur für unsere Kultur.

Soziokulturelle Einflüsse

6.2 Diagnostik, Epidemiologie, Verlauf und Prognose

Die menschliche Sexualität hat eine große Variationsbreite, sowohl in der Intensität des Wünschens und Erlebens als auch in den sexuellen Ausrichtungen. Diese große Variabilität macht es sehr schwer, Grenzen zwischen „Normalität" und „Abweichung" zu ziehen. Von einer Paraphilie sollte man erst sprechen, wenn unübliche sexuelle Phantasien und/oder Handlungen das deutliche Übergewicht oder Ausschließlichkeit in der Sexualität erreicht haben.

Fließende Übergänge von „Normalität" zu „Abweichung"

Die vier Intensitätsstufen nach Schorsch (1985)

- *Stufe 1:* Ein devianter Impuls taucht einmalig oder sporadisch auf, gebunden an einen aktuellen Konflikt oder eine besondere Lebenskrise.
- *Stufe 2:* Eine deviante Reaktion wird zum immer wiederkehrenden Konfliktlösungsmuster, ohne die sexuelle Orientierung zu bestimmen.
- *Stufe 3:* Es entwickelt sich eine stabile deviante Orientierung. Sexualität ist ohne devianten Inhalt nicht oder kaum zu erleben (sogenannte Fixierung).
- *Stufe 4:* Die stabile deviante Orientierung geht in eine progrediente Entwicklung über.

Intensitätsstufen

Die vierte Stufe wurde von Giese (1962) als „sexuelle Süchtigkeit" beschrieben.

Leitsymptome nach Giese für die Stufe 4

- Verfall an die Sinnlichkeit: spezifische Reize erhalten Signalcharakter
- Zunehmende Häufigkeit sexuell devianten Verhaltens mit abnehmender Befriedigung

- Trend zur Anonymität und Promiskuität
- Ausbau devianter Phantasien und Praktiken
- „Süchtiges Erleben"

Dieser progredienten Verlaufsform kann Krankheitswert zugesprochen werden. Das hat forensische Bedeutung: Bei Paraphilen mit der Stufe 4 kann bei Konflikten mit dem Strafgesetz eine verminderte Schuldfähigkeit diskutiert werden.

Eine Paraphilie (ab Stufe 3) hat zusätzlich folgende Charakteristika:
- Stereotypes, ritualisiertes sexuelles Verhalten: dieselbe sexuelle Verhaltensweise wird immer wieder erneut durchgespielt, nur dadurch ist sexuelle Befriedigung möglich.
- Der Partner wird zum Objekt. Die individuellen Bedürfnisse des Partners sind zweitrangig und werden nur akzeptiert, wenn sie den Erwartungen des Devianten entsprechen. Vom Partner wird erwartet, daß er eine bestimmte Rolle spielt, er darf nicht er selbst sein.
- Die orgastische Befriedigung, sowohl physisch als auch psychisch, wird nur unter den ganz speziellen Bedingungen erreicht, die für die Abweichung charakteristisch sind, nicht dagegen beim gewöhnlichen Koitus. Dieser wird als Ersatz aufgefaßt.

Persönlichkeit Paraphilien sind keine abgegrenzten Entitäten, die mit einer jeweils typischen Persönlichkeitsauffälligkeit einhergehen, wie früher angenommen wurde. Sie treten auch nicht oft in isolierter Form, sondern häufig kombiniert auf. Sexuell Deviante müssen keineswegs aggressive Menschen sein. Die meisten sind eher gehemmte Personen, die manchmal in ihrer Sexualität aggressive Impulse ausleben – im Unterschied zu sexuell delinquenten Personen mit einer meistens sehr aggressiven Sexualität.

Diagnostik Die *für die Diagnostik notwendigen Informationen* erhält man zum einen über die genaue Erfassung des Sexualverhaltens:
- Wie sehen die devianten Verhaltensweisen aus?
- Wann werden sie ausgeübt?
- Wie oft werden sie ausgeübt?
- In welchen Situationen finden sie statt?

Masturbationsphantasien Eine weitere sehr wichtige diagnostische Quelle sind die Inhalte der Masturbationsphantasien. Haben sie manchmal, häufig, oder ausschließlich sexuell deviante Inhalte? Weiterhin benötigen wir Informationen über sexuelle Wünsche und Bedürfnisse: Spürt er manchmal oder sehr häufig unübliche sexuelle Wünsche, die sich z. B. in Tagesphantasien ausdrücken können? Wird er manchmal oder häufig sehr stark durch Beschreibungen oder Darstellungen unüblichen Sexualverhaltens angesprochen?

Mit diesen Informationen wird es möglich, die Intensitätsstufe der sexuellen Devianz einzuschätzen. Daraus ergeben sich die Konsequenzen für die Beratung bzw. die Behandlung.

Ganz entscheidend sind auch die Auskünfte der Lebenspartnerin. Sie wird am ehesten die Intensität der Paraphilie beschreiben können. Oft sind es die Partnerinnen, die auf eine Beratung oder Behandlung drängen, weil sie die sexuelle Devianz nicht oder nicht mehr akzeptieren können.

Angaben der Partnerin

- *Differentialdiagnose, Komorbidität*

Das gemeinsame Auftreten einer Devianz mit einer somatischen oder psychiatrischen Erkrankung ist selten, die Art des Zusammenhanges oft unklar.

Komorbidität

- *Organische Erkrankungen*

Bei einer Debilität ist ein ursächlicher Zusammenhang naheliegend. Die exhibitionistisch anmutenden Verhaltensweisen eines debilen Patienten können z. B. sein ungeschicktes sexuelles Annäherungsverhalten sein, das dem Patienten als adäquat erscheint, weil er es nie anders gelernt hat. Bei dementiellen Prozessen können sexuelle Verhaltensweisen auftreten, die nur deshalb als deviant zu bezeichnen sind, weil sie unseren geltenden Normen und Moralvorstellungen nicht entsprechen. Die hirnorganischen Veränderungen haben dann die Steuerungsfähigkeit zur Einhaltung gesellschaftlicher Konventionen beeinträchtigt.

- *Psychiatrische Erkrankungen*

Paraphilien scheinen bei Psychotikern nicht überdurchschnittlich häufig zu sein. Psychiatrische Patienten werden zwar öfters straffällig als andere Personengruppen, aber nicht im sexuellen Bereich. Es gibt auch keinen Anlaß für die Vermutung, homosexuelles Verhalten oder homosexuelle Wünsche seien bei psychiatrischen Patienten häufiger als in der Normalbevölkerung.

- *Epidemiologie*

Hierzu ist sehr wenig bekannt. Verläßliche Daten existieren nicht. Zwar treten Personen mit sexuellen Deviationen relativ selten in Erscheinung, jedoch dürfte die Dunkelziffer hoch sein. Wahrscheinlich sind fast ausschließlich Männer sexuell deviant. Ob und in welcher Form auch Frauen paraphil ausgerichtet sind, ist so gut wie nicht erforscht.

Epidemiologie

• *Verlauf und Prognose*

Pubertät Erste Anzeichen einer sexuellen Devianz sind in der Regel während der Pubertät erkennbar: Die deviante Entwicklung äußert sich in den Inhalten der Masturbationsphantasien und darin, durch welche Reize der Jugendliche überwiegend sexuell stimuliert wird.

Sexuell deviantes Verhalten tritt, entsprechend der Häufigkeit sexuellen Verhaltens überhaupt, vor allem bei Jugendlichen und jungen Erwachsenen auf, es wird mit ansteigendem Lebensalter seltener. Das Auftreten kann an bestimmte Lebenssituationen gebunden sein. Manchmal wird es nur in psychisch belastenden Situationen erlebt oder in Zeiten, in denen übliche sexuelle Kontakte nur eingeschränkt möglich sind, z. B. während der Schwangerschaft der Lebenspartnerin.

Fixierung Hat eine sexuelle Devianz die Intensität der Stufe 3 erreicht, dann ist während des weiteren Verlaufs spontan keine Veränderung zu erwarten: Die Paraphilie ist fixiert. Die „Heilung" einer fixierten Paraphilie ist wohl nur sehr selten erreichbar. Eine Behandlung wird meistens nur erreichen können, daß der Patient mit seiner Neigung besser umgehen und sie besser kontrollieren kann.

6.3 Störungstheorien

• *Lerntheorien*

Klassische Konditionierung Es wird angenommen, daß eine sexuelle Erregung auf unübliche Stimuli über klassische Konditionierung entsteht, sowohl bei sexuellen Kontakten als auch über die Masturbationsphantasien. Nach Laws und Marshall (1990) entwickelt sich menschliches Sexualverhalten, also auch deviantes Verhalten, entsprechend den Prinzipien des „gerichteten Lernens" (prepared learning) nach Seligman (1971), also unter Berücksichtigung evolutionsbiologischer Gesichtspunkte. Damit erklären sie, warum nicht jedes zufällige Zusammentreffen einer sexuell neutralen Handlung mit sexueller Erregung über klassische Konditionierung zu einer sexuell erregenden Handlung wird.

„Gerichtetes Lernen"

Operante Konditionierung Die Aufrechterhaltung einer sexuellen Deviation geschieht aus lerntheoretischer Sicht im wesentlichen über operante Konditionierung. Dabei ist als positiver Verstärker das Orgasmuserleben wirksam, das einer devianten Handlung unmittelbar folgt. Da nicht jeder Versuch eines sexuell devianten Ausagierens zum Erfolg führt, wird deviantes Verhalten „intermittierend" verstärkt. Das verfestigt die Devianz. Ausführlichere Angaben hierzu finden sich z. B. bei Kockott (1996) und Marshall et al. (1990).

- *Die Theorie von J. Money*

Money (1986) versucht, biologische Erkenntnisse und psychoanalytische sowie lerntheoretische Überlegungen in seiner Theorie in Einklang zu bringen. Seine Ansichten sind ein interessanter Ansatz für eine übergreifende Theorie, die die großen Lücken bei allen bisherigen Störungsmodellen zu schließen hilft. Nach Money entwickelt sich die Sexualität des Menschen durch ein Zusammenspiel von biologischen und psychischen Faktoren, die zu bestimmten Zeiten Einfluß auf den Entstehungsprozeß nehmen. Diese Triade – biologische und psychische Faktoren und ihre Einwirkung in kritischen Zeitperioden – ist nach Money entscheidend für die Entstehung der Geschlechtsidentität, der sexuellen Partnerorientierung und der sogenannten lovemaps, d. h. der sexuell-erotischen Vorstellungswelt. Jene Erfahrungen seien für die Entwicklung einer sexuellen Devianz besonders wichtig, die ein Kind um das 8. Lebensjahr herum erfährt. Das sei die Zeit, in der Kinder beginnen, sexuell Gemeintes als Sexuelles gedanklich zu erfassen. Zusätzlich diskutiert Money verschiedene Vulnerabilitätsfaktoren als vorgeburtliche Prädisposition.

Eine integrierende Theorie

6.4 Behandlungsmöglichkeiten

Beachte: Sexuelle Deviationen sind nicht automatisch als Krankheiten anzusehen, die behandlungsbedürftig sind. Die meisten Paraphilen leiden zwar unter ihrer Andersartigkeit, oft jedoch nicht so sehr unter der Devianz selbst, als unter der Ächtung und Ablehnung, die sie wegen ihrer Devianz vermeintlich oder tatsächlich erfahren.

6.4.1 Beratung

Beratende Gespräche erfüllen eine Reihe von Aufgaben:
- Sie können für den Paraphilen die erstmalige Chance sein, ein offenes, wertneutrales Gespräch zu führen; das allein kann eine psychische Entlastung darstellen.
- In dem Gespräch kann geklärt werden, ob das sexuelle Verhalten überhaupt als deviant anzusehen ist oder nur vom Patienten oder dessen Partnerin als „pervers" erlebt wird. Aufklärung über die Variationsbreite üblichen Sexualverhaltens und diagnostische Abklärung sind dann die Hauptaufgabe.
- Wer will eine Veränderung? Die Motivation hierzu ist beim Patienten in der Regel sehr ambivalent. Häufig ist der Druck von Angehörigen und der sozialen Umgebung erheblich. Es muß also im Rahmen der Beratung entschieden werden, ob eine Therapie indiziert ist und entsprechende

Beratende Gespräche

Motivationsarbeit geleistet werden muß oder ob z. B. Gespräche mit Angehörigen nötig sind, um Verständnis für die sexuellen Besonderheiten des Patienten zu wecken. Personen, die mit ihrem unüblichen Sexualverhalten nicht gut zurechtkommen, suchen oft solche Beratungen, um ihre Befürchtungen und Sorgen besprechen zu können.
- Ist das Akzeptieren der sexuellen Devianz zumindest teilweise möglich? Betroffene könnten ihre Deviation zeitweilig z. B. in Transvestitenclubs oder sadomasochistischen Zirkeln ausleben. Es wird darauf ankommen, einen für den Devianten und gegebenenfalls für den Partner akzeptablen Kompromiß zu finden.
- Die beratenden Gespräche haben auch das Ziel, Informationen über therapeutische Möglichkeiten zu geben. Man kann damit erreichen, daß sich Paraphile ihrer unüblichen Sexualität nicht hilflos ausgeliefert fühlen müssen. Es mag auch entlasten, wenn der Betroffene erfährt, nicht der Einzige mit einer solchen Problematik zu sein.

6.4.2 Medikamentöse Behandlung

Cyproteronacetat

Im Vordergrund der Behandlung einer sexuellen Devianz steht die Psychotherapie. Es kann jedoch sinnvoll sein, sie mit einer medikamentösen Behandlung zu kombinieren. Der Beginn einer Psychotherapie wird oft erst unter einer anfänglichen medikamentösen Dämpfung der sexuellen Appetenz möglich. Hierfür steht in Europa das Cyproteronacetat (CPA) zur Verfügung.

Wirkung

Die klinische Wirkung kann man folgendermaßen zusammenfassen: Eine Tagesdosis von 100–200 mg, im Ausnahmefall bis zu 300 mg, führt nach einer Woche, max. nach 3 Wochen, zu einer Verminderung der sexuellen Appetenz, die dosisabhängig ganz erlöschen kann. Außerdem läßt die Erektionsfähigkeit nach. Drei Wochen nach Therapiebeginn wird in der Regel eine Verminderung der Ejakulatmenge und eine Ejakulationsverzögerung angegeben. Bei hohen Dosen kann eine vollständige Aufhebung der Erektions- und Ejakulationsfähigkeit eintreten. Sexuelle Phantasien und Träume nehmen erst im Laufe von Monaten ab. Spätestens 6 Wochen nach Behandlungsbeginn ist die Spermiogenese weitgehend aufgehoben. Hodenbiopsien weisen ein ruhendes Samenepithel auf, die Leydigzellen bleiben jedoch in Form und Zahl unauffällig. Der Testosteronspiegel im Plasma und Urin wird unter der CPA-Behandlung signifikant erniedrigt. Die appetenzreduzierende Wirkung des CPA ist sehr konstant, hängt aber vom Alter des Patienten und von der Dosis ab. Alkohol hebt die Wirkung teilweise auf. Die individuelle Ansprechbarkeit kann sehr unterschiedlich sein. Eine Veränderung der Triebrichtung unter CPA ist niemals beobachtet, aber auch von niemandem ernsthaft erwartet worden. Etwa ein Drittel der Patienten klagte nach Hoffet (1980) in der zweiten und dritten Behandlungswoche über leichtere

Nebenwirkungen

Nebenerscheinungen wie Müdigkeit, Adynamie und allgemeine Leistungsminderung, die sich jedoch bei fortlaufender Medikation normalisierten. Nach der bisherigen Erfahrung sind alle Veränderungen reversibel. Die sexuelle Appetenz, die Erektions- und Ejakulationsfähigkeit normalisieren sich im Laufe weniger Wochen nach Absetzen der Medikation. Die Spermiogenese ist nach spätestens 5 Monaten wieder unauffällig. CPA ist in oraler Applikationsform und als Injektionslösung erhältlich.

> **Beachte:** Die CPA-Behandlung sollte immer mit einer Psychotherapie kombiniert sein, da sie nur das sexuelle Bedürfnis erniedrigt, und das auch nur so lange, wie die Medikation genommen wird.

Kombinierte Behandlung

6.4.3 Psychotherapie

Das psychotherapeutische Vorgehen ist bei Paraphilen sehr komplex und wird hier nur orientierend dargestellt. Die Therapeuten sollen mit der folgenden Darstellung eine Basis erhalten, um Patienten über Behandlungsmöglichkeiten zu beraten.

> **Beachte:** Der Therapeut, der Paraphile behandeln will, braucht ausreichend spezifische Erfahrung und gute Supervisionsmöglichkeiten.

Die Psychotherapie hat einige besondere Probleme. Auf seiten der Patienten stehen häufig eine schwierige soziale Lage und eine ambivalente Therapiemotivation der Behandlung entgegen. Die Therapeuten übernehmen die Behandlung einer sozial geringgeschätzten Personengruppe und beurteilen häufig ihre Patienten zunächst nicht viel anders. Sie müssen sich eine therapeutische Haltung erst erarbeiten. Der Therapeut steht unter Erfolgsdruck. Je mehr die sexuelle Devianz mit fremdschädigendem Verhalten einhergeht, desto stärker ist dieser Druck. Das kann zu übergroßer Vorsicht und damit zur Rigidität in der Therapie oder zu einem Überaktionismus führen; Haltungen, die einer Psychotherapie nicht förderlich sind. Wegen dieser besonderen Schwierigkeiten ist eine enge psychotherapeutische Supervision nötig und hilfreich. Zusätzlich ist insbesondere bei sexuell delinquenten Personen (z. B. Pädophilie) die Frage der Verantwortlichkeit für eine erneute Straffälligkeit des Patienten für den Therapeuten sehr belastend. Einerseits unterliegt er der ärztlichen Schweigepflicht, andererseits müssen Wege gefunden werden, einen akut drohenden Rückfall zu verhindern. Gegebenenfalls muß mit dem Patienten vereinbart werden, notfalls die zuständigen staatlichen Institutionen in die Lage zu versetzen, schützend einzugreifen.

Therapeutenvariablen

Wann ist Therapie sinnvoll?

Therapieindikation. Eine Indikation zur Psychotherapie ist grundsätzlich unter zwei Bedingungen gegeben:
- Der Patient leidet unter seiner Deviation. Das dürfte der Fall bei der progredienten, ,,süchtigen" Verlaufsform sein. Leidensdruck ist außerdem bei Patienten mit sexuellen Handlungen im Sinne immer wiederkehrender Konfliktlösungsmuster anzunehmen, also Durchbrüchen devianter Verhaltensweisen, die dem Betroffenen selbst fremd erscheinen.
- Verhaltensweisen, unter denen andere leiden; das sind meistens Handlungen, die den Tatbestand einer Straftat gegen die sexuelle Selbstbestimmung erfüllen. Man kann in der Regel nicht davon ausgehen, daß der Deviante von vornherein für eine Therapie motiviert ist. Die Bereitschaft muß erst geweckt werden. Dann ist aber Therapie auch bei Devianten möglich, die vom Gericht die Auflage zur Behandlung erhalten hatten. Die Indikation zu einer Therapie ergibt sich bereits aus der ganz pragmatischen Feststellung, daß mit einer Behandlung zumindest die Chance besteht, daß der Patient sein Verhalten ändern kann, während Bestrafung, insbesondere eine Gefängnisstrafe, seine Lebenssituation nicht bessern, wahrscheinlich nur verschlechtern wird.

In allen übrigen Situationen ist die Therapieindikation zumindest fraglich. Pointiert kann man sagen: Eine Indikation zur Therapie ist eher *nicht* gegeben, wenn die sexuell unübliche Handlung in Übereinstimmung der Beteiligten geschieht und keinem von ihnen psychisch oder physisch schadet.

Therapieziele unterliegen verschiedenen Einflüssen

Therapieziel. Die jeweils geltenden gesellschaftlichen Normen beeinflussen die Therapieziele. So wurde z.B. vor Jahren heftig diskutiert, ob in der Behandlung eines homosexuellen Pädophilen als Therapieziel eine Homosexualität formuliert werden kann, die auf Erwachsene ausgerichtet ist. Bei einem anderen Bericht wurde das Ziel kritisiert, das mädchenhafte Verhalten eines 5jährigen Jungen zu verändern, und gefragt, wer denn das Therapieziel bestimmen sollte: der Patient, der Therapeut oder die gesellschaftliche Norm. Aus diesen Beispielen ist abzuleiten, daß Psychotherapeuten nicht völlig wertneutral in ihrer Behandlung sein können. Eigene Wertmaßstäbe und geltende Normen gehen bei der Bestimmung des Therapieziels oft mit ein. Wichtig ist, daß sich der Therapeut hierüber im klaren ist. Das gilt für alle Therapien, seien es nun psychotherapeutische oder sonstige Behandlungen. Eine kollegiale Supervision hilft, diese subjektiven Sichtweisen zu erkennen.

Leitlinien für die Therapie

Therapeutische Leitlinien. Sexuell deviante Handlungen werden von der jeweiligen Gesellschaft meistens nicht akzeptiert. Die Handlungen können strafbar sein, weil sie die sexuelle Selbstbestimmung eines Beteiligten nicht zulassen. Andererseits sind die devianten Handlungen für den Betroffenen so erregend, daß in der Regel das Bedürfnis nach einer Verhaltensmodifikation äußerst gering ist. Die Besonderheit dieser Konstellation (sozial oder gesetzlich geächtetes Verhalten wird erregend empfunden) erfordert Besonderheiten im therapeutischen Umgang.

> **Leitlinien**
>
> Aus der therapeutischen Erfahrung haben sich hierfür folgende Leitlinien ergeben:
> - Das Ziel der Psychotherapie muß für alle Beteiligten, also für Patient, Partnerin und Therapeut zu akzeptieren sein.
> - Die Psychotherapie sollte eine klare Struktur mit Festlegung der Grenzen für das therapeutische Handeln haben.
> - Die Bedeutung der Devianz für den Patienten und ihre Auswirkungen auf seine derzeitige Lebenssituation müssen erarbeitet werden. Dieser Therapieteil kann eine lange Zeit im Beginn der Behandlung umfassen. Wenn die Bearbeitung der Devianz noch zu belastend ist, sollten zunächst andere Problembereiche angegangen werden, z. B. partnerschaftliche Probleme. Die vollständige Erfassung der Devianz ist aber die Voraussetzung für den Aufbau alternativer Verhaltensweisen.
> - Patienten mit einer sexuellen Devianz sind sehr unterschiedlich „therapiefähig", die Behandlung wird deshalb je nach Patient sehr unterschiedliche Therapieziele, Zugangsformen und Tiefgrade haben. Das kann ein schulenübergreifendes Handeln der Psychotherapeuten erforderlich machen. Man muß wohl akzeptieren, daß manche Patienten ihre Devianz therapeutisch nicht verändern können oder dazu nicht bereit sind. Inhalt der Behandlung kann dann nur eine Stützung unterschiedlichen Ausmaßes in kritischen Situationen sein.
> - Der Patient soll vor allem lernen, die Verantwortung für sein Leben, d. h. auch für seine Devianz und deren Folgen, selbst zu übernehmen und eigenverantwortlich an Veränderungen zu arbeiten.
> - Man erreicht wohl nur selten eine vollständige „Heilung", aber zumindest kann der Patient lernen, seine Devianz besser in Kontrolle zu halten und eine adäquatere zwischenmenschliche Kommunikation zu entwickeln („no cure, but control").

6.4.4 Das verhaltenstherapeutische Vorgehen

Das verhaltenstherapeutische Vorgehen ist bei den paraphilen Patienten in den letzten Jahren sehr viel breiter und individueller geworden. Die ursprüngliche Betonung einer Reduzierung des devianten Verhaltens als wesentliches Therapieziel ist einer Betonung des Aufbaus üblichen heterosexuellen Verhaltens gewichen. Die Erfahrung hatte gezeigt, daß bei den meisten Patienten mit sexuellen Deviationen erhebliche heterosexuelle Verhaltensdefizite bestanden und daß die alleinige Anwendung von Methoden zur Reduktion devianten Verhaltens wenig Erfolg brachte. Außerdem wurde man sich bewußt, bei ausschließlicher Reduzierung des devianten Verhaltens ein „posttherapeutisches Vakuum" herbeizuführen, mit depressiven

Vermeiden eines posttherapeutischen Vakuums

Verstimmungen als Folge, wenn sexuell deviantes Verhalten der einzige Weg war, über den ein Patient befriedigende Sexualität erlebte. Weiterhin zeigte sich mit zunehmender Erfahrung, daß bei vielen sexuell Devianten erhebliche Defizite in ihren sozialen und Kommunikationsfähigkeiten bestehen.

> **Verhaltenstherapeutische Schwerpunkte in der Behandlung einer Paraphilie:**
> – Reduktion bzw. Kontrolle über das sexuell deviante Verhalten
> – Verbesserung bzw. Aufbau nicht-devianter sexueller Aktivitäten
> – Verbesserung bzw. Aufbau sozialer Fertigkeiten und interpersoneller Kommunikation
> – Rückfallprävention

6.4.5 Reduktion bzw. Kontrolle über sexuell deviantes Verhalten

Verdeckte Sensibilisierung

Verdeckte Sensibilisierung. Es handelt sich um eine kognitive Therapiemethode. Der Patient soll sich seine deviante Handlung so lebhaft wie möglich ins Gedächtnis rufen. Ist das Bild klar, so wird der Patient angehalten, diese Vorstellung plötzlich zu ändern und an ein besonders unangenehmes Ereignis in Verbindung mit der devianten Handlung zu denken, z. B. von einem Familienmitglied überrascht zu werden.

Selbstkontrollmethoden

Selbstkontrollmethoden. Der Patient lernt, sich selbst von devianten Handlungen abzulenken und alternative Verhaltensformen zu entwickeln. Mit dem Patienten wird die Verhaltens- und Gedankenkette genau exploriert, die einer devianten Handlung vorausgeht. Dann werden gemeinsam Wege erarbeitet, die die Wahrscheinlichkeit reduzieren oder gar aufheben, daß der Patient die Verhaltenskette fortsetzt, an deren Ende die deviante Handlung steht; das sind z. B. starke gedankliche Ablenkung oder gut trainierte Verhaltensalternativen, die dem Patienten angenehm sind, aber unvereinbar mit einer devianten Handlung. Beispiel: Ein Exhibitionist geht auf die Frau zu, vor der er ursprünglich exhibieren wollte, und fragt nach der Uhrzeit.

Masturbatorische Sättigung

Masturbatorische Sättigung. Der Patient masturbiert bis zum Orgasmus mit laut ausgesprochenen üblichen sexuellen Phantasien, danach masturbiert er längere Zeit weiter zu laut ausgesprochenen bis ins Detail gehenden devianten Phantasien, bis diese Handlung langweilig oder gar unangenehm wird. Dahinter steht der lerntheoretische Gedanke, übliche sexuelle Phantasien durch den Orgasmus positiv zu verstärken und deviante Phantasien durch die ausbleibende Verstärkung zu löschen. Die Wirksamkeit dieser Methode wurde phallometrisch nachgewiesen (Johnston et al., 1992). Allerdings scheint sie auch die Erregung auf nicht-deviante übliche sexuelle Reize leicht negativ zu beeinflussen.

Stimuluskontrollmethoden. Der Patient lernt, Umstände zu erkennen, unter denen deviantes Verhalten aufzutreten pflegt (z. B. unstrukturierte Freizeit, einsame Wege) und sein Verhalten so zu verändern, daß er möglichst selten in solche Situationen gerät (z. B. Freizeit strukturieren, belebte Straßen benutzen). [Stimuluskontrolle]

Die bisher beschriebenen Methoden zur Kontrolle sexuell devianten Verhaltens werfen ethische Fragen auf. Für den Einsatz dieser therapeutischen Techniken muß der Grundsatz der Verhältnismäßigkeit herangezogen werden. Da der Patient die Behandlung selbst ausführt, muß vor allem er selbst die Entscheidung fällen; er muß das Therapieverfahren akzeptieren können. Die Erfahrung hat allerdings gezeigt, daß eine Behandlung ohne Einsatz von Verhaltenskontrollen wenig effektiv ist.

6.4.6 Verbesserung bzw. Aufbau üblichen, nicht-devianten sexuellen Verhaltens

Alle Variationen des Vorgehens nach Masters und Johnson sind je nach den individuellen Gegebenheiten verwendbar (Kapitel 5.1). Natürlich spielt auch Sexualberatung bei dieser Patientenklientel eine sehr große Rolle (Kapitel 4).

Eine weitere Methode ist das „Orgasmic reconditioning". Hierunter werden verschiedene Verfahren verstanden, in denen versucht wird, über die Masturbationsphantasien übliches, nicht-deviantes Sexualverhalten durch das Erleben des Orgasmus positiv zu verstärken. Der Patient wird angehalten, zunächst mit seinen devianten Phantasien zu masturbieren; kurz vor dem Orgasmus soll er seine Gedanken auf übliche Phantasien umstellen und dies bei Wiederholung immer zeitiger tun. Es wird angenommen, daß über die verstärkende Wirkung des Orgasmus die üblichen Masturbationsphantasien vermehrt und deviante Phantasien verringert, schließlich sogar gelöscht werden. Die Erfolge mit dieser Methode, obwohl weit verbreitet, sind umstritten. [„Orgasmic reconditioning"]

6.4.7 Verbesserung bzw. Aufbau sozialer Fertigkeiten und interpersoneller Kommunikation

Die hierzu benutzten Verfahren entsprechen den üblichen Methoden zur Verbesserung der sozialen Kompetenz, der Kommunikation und des Problemlöseverhaltens. Meistens werden diese neu zu erlernenden Verhaltens-

Rollenspiel weisen im Rollenspiel geübt. Bei Paraphilen liegt dabei die Betonung auf einer Verbesserung der interpersonellen und partnerschaftlichen Verhaltensweisen, also auf einer Verbesserung des Umgangs und Verhaltens gegenüber dem (weiblichen) Partner, aber auch einer Verbesserung der Sicht seiner selbst. Bei manchen Devianten kann dieser Bereich zum Hauptanteil der Behandlung werden.

6.4.8 Rückfallprävention

Rückfall-prävention Diesem Abschnitt des Behandlungsprogramms wurde in den letzten Jahren zunehmende Bedeutung zugesprochen. Einige amerikanische Behandlungszentren haben das von Marlatt ursprünglich für Alkoholabhängige entwickelte Modell übernommen und an die Verhältnisse Paraphiler angepaßt (Pithers et al., 1983). Wesentlicher Inhalt sind die bereits besprochenen Selbstkontrollmethoden. Es wird weiterhin zwischen einem „lapse", dem ersten Anzeichen eines Rückfalls (bei Paraphilen sind das in der Regel auftauchende deviante Phantasien) und dem „relapse", dem tatsächlichen Rückfall unterschieden. Mit dem Patienten werden eine Fülle von Coping-Strategien trainiert, die in den verschiedenen Gefährdungsstufen vom Patienten eingesetzt werden können, um den drohenden Rückfall zu vermeiden.

6.4.9 Empirische Belege über die Therapie-Effektivität

Überlegenheit kognitiver Verfahren In der älteren Literatur wird überwiegend über die Behandlung von Exhibitionisten berichtet. Ihnen folgt nach der Häufigkeit der Diagnosen der Bericht über Fetischisten, Transvestiten, Pädophile und Sadomasochisten. Etwa die Hälfte aller Veröffentlichungen hierzu sind Einzelfallstudien. Unter den übrigen Arbeiten befinden sich nur zwei kontrollierte Untersuchungen (Evans, 1970; Rooth & Marks, 1974). Die Arbeitsgruppe von Marshall et al. (1991) berichtete über eine Untersuchung an behandelten Exhibitionisten mit Langzeitkatamnesen. Vor Jahren waren 21 Exhibitionisten fast ausschließlich mit Methoden behandelt worden, die auf die Löschung des sexuell devianten Verhaltens gerichtet waren . Nach 5–10 Jahren lag die Rückfallquote mit 39 % relativ hoch, aber doch deutlich niedriger als bei unbehandelten Exhibitionisten (57 %). In der jüngeren Zeit waren 17 Exhibitionisten vorwiegend mit kognitiven Verfahren und Methoden zur Rückfallprävention therapiert worden. Etwa 4 Jahre später war die Rückfallrate mit 24 % deutlich niedriger als bei der ersten Gruppe, ein Hinweis auf die Wirksamkeit der neueingeführten Verfahren.

7 Homosexualität

Die Homosexualität wird in diesem Buch nicht behandelt, weil sie als eine Störung anzusehen ist, sondern deshalb, weil Homosexuelle und/oder ihre Familienangehörigen unter Umständen große Schwierigkeiten haben, diese Neigung zu akzeptieren und deshalb Beratung und Aufklärung brauchen.

7.1 Beschreibung und Diagnostik

> **Definition**
>
> Als homosexuell (homophil) wurden Menschen bezeichnet, „die durch das gleiche Geschlecht sexuell angezogen werden und/oder sexuelle Kontakte mit Menschen haben, die dem gleichen Geschlecht angehören" (Bräutigam & Clement, 1989).
>
> Heute sagen wir: Homosexualität läßt sich nicht über sexuelles Verhalten allein definieren, sondern ist eine innere Einstellung, eine feste sexuelle Partnerorientierung. Meistens geht sie zwar mit einem entsprechenden homosexuellen Verhalten einher, aber das muß nicht so sein.

In der Vergangenheit nahm man an, die Heterosexualität und die Homosexualität seien zwei völlig getrennte Entitäten ohne jeden Übergang. Menschen, die sich bisexuell verhalten, wurden als Personen angesehen, die sexuell experimentieren bei klarer homosexueller oder heterosexueller Ausrichtung. Eine entscheidende Umorientierung brachten die Untersuchungsergebnisse von Kinsey und seinen Mitarbeitern. Sie entdeckten, daß homosexuelle Erfahrungen verbreitet vorkommen, bisexuelles Verhalten nicht selten ist und daß homosexuelle Kontakte einen Menschen nicht notwendigerweise zu einem „Homosexuellen" machen. Aufgrund dieser Ergebnisse postulierten sie, die sexuelle Orientierung könne auf einer eindimensionalen Skala abgebildet werden, an deren Enden sich die Heterosexualität bzw. Homosexualität befinde, mit kontinuierlichen Übergängen. Diese sogenannte Kinsey-Skala mit ihren Stufen von 0 (ausschließliche Heterosexualität) bis 6 (ausschließliche Homosexualität) ist auch heute noch, 40 Jahre nach ihrer Aufstellung, aktuell. Die Verteilung der von Kinsey und Mitarbeitern untersuchten Männer auf dieser Skala entsprach einer U-Kurve mit hohen Werten auf den Abstufungen 0 und 1, deutlich niedrigeren Scores auf den Stufen 5 und 6 und extrem niedrigen Werten auf den dazwischenliegenden Stufen. In der jüngsten Zeit wird die Kinsey-Skala allerdings wegen ihrer eindimensionalen Bipolarität kritisiert. Eine solche Skala impliziere, je mehr ein Mensch sich homosexuell fühle, desto weniger könne er sich heterosexuell empfinden – und das entspreche in vielen Fällen nicht der Realität. Als Konsequenz wurde ein zweidimensionales orthogonales Mo-

Die Kinsey-Skala

dell entwickelt, in dem die Homoerotik und Heteroerotik zwei unabhängige Kontinua darstellen. Danach hätte eine heterosexuelle Person einen hohen Wert auf der Skala der Heteroerotik und einen niedrigen auf der Homoerotik-Skala. Bei einer homosexuellen Person wäre es umgekehrt; ein bisexueller Mensch hätte hohe Werte auf beiden Skalen; eine Person mit niedrigen Werten in beiden Bereichen könnte man als asexuell bezeichnen.

Mehrdimensionalität

Die sexuelle Partnerorientierung wird heute zunehmend mehrdimensional gesehen. Es hat sich gezeigt, daß sexuelle Aktivität, sexuelle Phantasien, emotionale Zuneigung und andere Komponenten sexueller Partnerorientierung nicht parallel laufen müssen, obwohl sie es meistens tun. Diese öfters fehlende Übereinstimmung von Verhalten, Einstellung und Erleben läßt es als sinnvoll erscheinen, die homosexuelle Ausrichtung auf den genannten verschiedenen Ebenen zu definieren und daraus dann ein Gesamturteil zu bilden.

> **Für die Beurteilung der homosexuellen Neigung eines Patienten werden Informationen auf mehreren Ebenen benötigt:**
> - Ist es zu homosexuellen Kontakten gekommen und wenn ja, wie häufig?
> - Wie wurden diese Kontakte erlebt (erregend, zwiespältig, abstoßend)?
> - Empfindet der Betroffene eine emotionale Zuneigung zu gleichgeschlechtlichen Partnern?
> - Wird der Betroffene durch Personen oder Abbildungen von Personen gleichen Geschlechts erotisch angesprochen (z. B.: Dreht er sich nach Menschen gleichen Geschlechts um? Spricht ihn gleichgeschlechtliche Pornographie an?)?
> - Welchen Inhalt haben Masturbationsphantasien und erotische Tagesphantasien (keine, gelegentliche, häufige, vorwiegend oder ausschließlich homosexuelle Phantasien)?

Bei Personen, die sich in ihrer sexuellen Partnerorientierung unsicher sind, ist vor allem der Inhalt der Masturbationsphantasien ein ganz entscheidender diagnostischer Hinweis.

7.2 Erscheinungsformen

Neigungshomosexualität

Die weit überwiegende Mehrzahl Homosexueller sind Personen, denen ihre homosexuelle Partnerorientierung selbst klar ist; sie bejahen sie meistens und leben sie aus. Diese „gewöhnlichen Homosexuellen", wie sie Dannekker und Reiche (1974) nennen, würden sich auf der Kinsey-Skala auf den Stufen 5 und 6 einschätzen. Sie machen nach mehreren größeren Untersuchungen ca. 4–5 % der Gesamtpopulation der Männer und ca. 1–2 % aller Frauen aus.

Eine recht große Gruppe sind Jugendliche mit vorübergehendem homosexuellen Verhalten, von Bräutigam (1989) „Entwicklungshomosexuelle" genannt. Das Auftreten dieser Form von Homosexualität hängt stark von äußeren Bedingungen ab. Man findet homosexuelle Kontakte unter jungen Männern oft in Internaten, in Kasernen, in Gefängnissen und unter ähnlichen Verhältnissen, bei denen der Kontakt zum Gegengeschlecht unmöglich oder sehr erschwert ist. In den Kinsey-Befragungen lag die Häufigkeit dieses entwicklungshomosexuellen Verhaltens in der amerikanischen Bevölkerung bei 37 %. Andere Untersuchungen, auch aus jüngster Zeit in Deutschland, kommen auf Zahlen um 20 %.

Entwicklungshomosexualität

7.3 Entstehungstheorien

Die Ursachen der Homosexualität sind unbekannt. Die Vertreter der verschiedenen Entstehungstheorien sind sich aber in einem Punkt einig: Die homosexuelle Partnerorientierung wird sehr früh in der Lebensgeschichte festgelegt, auch wenn sie sich erst später, nämlich in der Pubertät, deutlich äußert.

Frühe Festlegung der sexuellen Partnerorientierung

- *Genetische Untersuchungen*

Die bekannteste Studie ist die von Kallmann (1952). Er fand bei eineiigen Zwillingen eine Konkordanzrate von 89 % für Homosexualität gegenüber 8 % bei zweieiigen Zwillingen. Seine Untersuchungen wurden vor allem deshalb heftig kritisiert, weil die Ergebnisse an einer sehr speziellen Personengruppe gewonnen wurden: an psychisch Kranken und institutionalisierten homosexuellen Männern. Trotz aller berechtigter Einwände scheint aber der große Unterschied in der Konkordanzrate doch zumindest für den Einfluß von Vererbung zu sprechen. Eine Reihe weiterer Studien aus jüngerer Zeit machen ebenfalls eine genetische Mitbeteiligung an der Entstehung homosexueller Partnerorientierung wahrscheinlich. In allerjüngster Zeit hat eine amerikanische Forschergruppe Hinweise gefunden, auf welchem Chromosom die genetische Anlage verankert sein könnte. Adoptionsstudien zur Homosexualität existieren bisher nicht.

Zwillingsuntersuchungen positiv

- *Hormonuntersuchungen*

Man hat eine Fülle von Hormonstudien an erwachsenen Homosexuellen vorgenommen. Sie haben keine Erkenntnisse zur Verursachung der Homosexualität gebracht.

- *Psychologische Theorien*

Die psychoanalytische Theorie ist bekannt: Die männliche Homosexualität entwickle sich aus einer gestörten Auflösung des Ödipuskomplexes („negativer Ausgang"). Die Ergebnisse empirischer Untersuchungen unterstützen die psychoanalytischen Theorien kaum. So kommen Mitarbeiter des Kinsey-Instituts (Bell et al., 1982) aufgrund ihrer Untersuchungen zur Schlußfolgerung, die Identifikation mit dem gegengeschlechtlichen Elternteil habe für die Entwicklung einer homosexuellen Partnerorientierung keinen nachweisbaren Einfluß. Die Forschergruppe diskutierte, ob Homosexualität nicht etwas sei, was mit der „Linkshändigkeit" vergleichbar ist, eine Neigung, die man mit auf die Welt bringt und welche durch Umwelteinflüsse nach der Geburt in ihrer Ausprägung veränderbar, formbar ist.

Vergleich mit Linkshändigkeit

- *Die Verführungshypothese*

„Verführung" nicht möglich

Man kann zur Homosexualität nicht „verführt" werden, es kann höchstens eine innerlich schon bestehende Bereitschaft geweckt werden. Ca. 25 % der Männer machen als Jugendliche wenigstens einmal eine homosexuelle Erfahrung. Wären sie dadurch zur Homosexualität zu verführen, dann müßte der Anteil Homosexueller in der Gesamtbevölkerung wesentlich höher sein als 4–5 %. Umgekehrt berichten sehr viele Homosexuelle von heterosexuellen Erfahrungen in ihrer Jugend. Wäre man zur sexuellen Partnerorientierung verführbar, dann müßten Personen mit heterosexuellen Erfahrungen zu Heterosexuellen werden. Menschen, die trotz heterosexueller Vorerfahrungen homosexuell sind, dürfte es danach gar nicht geben. Die Gesetzgebung hat in Deutschland diesen Erkenntnissen Rechnung getragen und das sogenannte Schutzalter für männliche und weibliche Jugendliche einander angeglichen und auf 16 Jahre heruntergesetzt (Juni 1994).

7.4 Beratung

7.4.1 Homosexuelle Episoden in der Pubertät

Meistens stellen die Eltern zufällig homosexuelle Kontakte ihres Sohnes fest und sind schockiert; sie suchen den Therapeuten mit der Bitte um „Heilung" auf. Oft machen die Eltern dem nur widerwillig mitgekommenen Jugendlichen schwere Vorwürfe und erwarten vom Therapeuten, daß er ihnen beisteht, Erziehungsmaßnahmen zu ergreifen. Erst in Abwesenheit des Sohnes formulieren sie vielleicht eigene Schuldgefühle, die Sorge, in der Erziehung etwas falsch gemacht zu haben.

In dieser Situation ist es nicht leicht, Vertrauen zu dem Sohn zu gewinnen. Es mag helfen, in seiner Anwesenheit die Eltern über die Möglichkeit aufzuklären, es könne sich um eine homosexuelle Episode handeln, also um ein vorübergehendes homosexuelles Verhalten in der Pubertät. Auf diese Weise kann man vielleicht Verständnis bei den Eltern wecken und eine Vermittlerrolle zum Sohn übernehmen. Im Einzelgespräch mit dem Jugendlichen ist dann zu versuchen, die Abgrenzung zu einer sich entwickelnden Neigungshomosexualität zu erreichen. Müller-Küppers (1980) warnt mit Recht davor, die Diagnose einer beginnenden Neigungshomosexualität zu zeitig zu stellen. Nach seiner Erfahrung bestehe ein Zahlenverhältnis von homosexuellen Episoden in der Pubertät zu beginnender Neigungssexualität von 8:1, das heißt, homosexuelle Episoden mit üblicher heterosexueller Entwicklung danach überwiegen ganz deutlich.

Homosexuelle Episode?

Den Eltern sollte man raten, die weitere Entwicklung abzuwarten und dem Sohn soviel Verständnis entgegenzubringen, daß sie weiterhin Gesprächspartner bleiben können. Der Sohn hat wahrscheinlich große Probleme mit sich selbst, wenn er sich in seiner sexuellen Ausrichtung unsicher ist.

7.4.2 Coming-out-Phase

Die Entwicklung vom Erleben erster gleichgeschlechtlicher Interessen bis hin zum offenen Bekenntnis zur eigenen homosexuellen Partnerorientierung, das sogenannte Coming-out, setzt meist in der frühen Pubertät ein. Der Beginn dieser Entwicklung liegt wahrscheinlich zwischen dem 11. und 12. Lebensjahr. Mit ca. 16 Jahren ist zwei Dritteln der später Homosexuellen ihre gleichgeschlechtliche Orientierung bereits einigermaßen deutlich, und mit 20 Jahren sind sich zwei Drittel ihrer homosexuellen Orientierung völlig gewiß. Diese Entwicklung geht also recht langsam voran. Das ist zumindest zum Teil damit erklärbar, daß der junge Mensch weiß, was ihn auch in der heutigen Gesellschaft noch erwartet, wenn er homosexuell ist.

Coming-out

Wieder sind es vor allem die Eltern jugendlicher Homosexueller, die den Therapeuten aufsuchen, nachdem sie meist durch einen Zufall von homosexuellen Kontakten ihres Kindes Mitteilung erhielten. Auch in dieser Situation formulieren die Eltern den drängenden Wunsch, den Sohn „zu behandeln" und wieder wird man zunächst bei den Eltern deutliche Ablehnung gegenüber der homosexuellen Orientierung erleben.

Zunächst muß durch Beruhigung aller Beteiligten ein Klima geschaffen werden, das ein beratendes Gespräch zuläßt. Erfährt man im anschließenden Einzelgespräch mit dem Jugendlichen, er sei sich seiner Homosexualität längst sicher, praktiziere sie vielleicht bereits seit Jahren, habe sich nur nicht getraut, den Eltern „reinen Wein einzuschenken" – und das ist oft so –, dann ist das Beratungsziel klar: Verständnis und Akzeptanz bei den Eltern wecken.

Zeigt sich, daß der Sohn sich seiner eigenen Neigung noch nicht sicher ist, so muß erst recht versucht werden, bei den Eltern Verständnis für die Situation zu erreichen. Eine starre ablehnende Haltung der Eltern könnte eine krisenhafte Zuspitzung der Problematik zur Folge haben. Der Jugendliche könnte übereilt das Elternhaus verlassen, aus dem bisherigen sozialen Beziehungsnetz ausbrechen und dadurch in eine zusätzliche Krise geraten.

- *Selbstvorwürfe der Eltern*

Kein ursächlicher Einfluß der Eltern auf die Entwicklung einer Homosexualität

Die Eltern machen sich oft schwere Vorwürfe, in der Erziehung falsch gehandelt zu haben und damit an der Entwicklung der Homosexualität ihres Kindes schuld zu sein. Man kann sie über unser heutiges Wissen zur Entstehung einer Neigungshomosexualität, vor allem über die bereits erwähnten Untersuchungen aus dem Kinsey-Institut informieren. Danach gibt es keine Hinweise dafür, daß dem Verhalten der Eltern eine entscheidende Rolle bei der Entstehung der Homosexualität zukommt.

7.4.3 Homosexuelle mit Schwierigkeiten, ihre Homosexualität zu akzeptieren

Die unterschiedlichsten Gründe können hierfür maßgebend sein. Verheiratete Homosexuelle hatten z. B. gehofft, durch die Heirat von ihrer Neigung „loszukommen", und wissen jetzt nicht, wie sie ihrer Partnerin die Situation erklären sollen. Das Ziel der Beratung wird dann wohl sein, zu einer partnerschaftlichen Aussprache zu verhelfen. Daraus wird sich oft eine Trennung der Partner ergeben.

Homosexuelle Gesprächsgruppen

Häufig kommen auch Homosexuelle zur Beratung, die aufgrund äußerer Verhältnisse (Kleinstadt) oder wegen der beruflichen Situation (gehobene Position) große Probleme haben, ihre Homosexualität zu bejahen. Man wird ihnen nur mit sehr pragmatischer Lebensberatung helfen können. Manchmal wird in diesen Situationen vor allem eine Aussprachemöglichkeit gesucht. Hier kann eine Vermittlung zu homosexuellen Gruppen sinnvoll sein, die Gesprächsgruppen anbieten.

Homosexuelle Personen brauchen also häufig eine Beratung, eine Behandlung im Sinne der Veränderung ihrer Partnerorientierung benötigen sie nicht; das würde auch mit keiner Therapie gelingen.

8 Weiterführende Literatur

Arentewicz, G. & Schmidt, G. (Hrsg.). (1993). *Sexuell gestörte Beziehungen* (3. Aufl.). Stuttgart: Enke.
Buddeberg, C. (1996). *Sexualberatung* (3. Aufl.). Stuttgart: Enke.
Hoyndorf, S., Reinhold, M. & Christmann, F. (1995). *Behandlung sexueller Störungen.* Weinheim: Psychologie Verlags Union.
Sigusch, V. (Hrsg.). (1996). *Therapie sexueller Störungen.* Stuttgart, New York: Thieme.

9 Literatur

Annon, J. S. (1974). *The behavioral treatment of sexual problems.* Vol. 1. Honolulu: Enabling System Inc.
Annon, J. S. (1975). *The behavioral treatment of sexual problems.* Vol. 2. Honolulu: Enabling System Inc.
Arentewicz, G. & Schmidt, G. (Hrsg.). (1993). *Sexuell gestörte Beziehungen* (3. Aufl.). Stuttgart: Enke.
Bancroft, J. (1985). *Grundlagen und Probleme menschlicher Sexualität.* Stuttgart: Enke.
Bell, A. P., Weinberg, M. S. & Hammersmith, S. K. (1982). *Der Kinsey-Institut Report über sexuelle Orientierung und Partnerwahl.* München: Heyne.
Bernardo, A., Halhuber, M. J. & Kockott, G. (1996). *Herz und Sex.* Sexualität bei Herzinfarkt-Kranken und -Gefährdeten. Wien: Facultas Univ. Verlag.
Bräutigam, W. & Clement, U. (1989). *Sexualmedizin im Grundriß.* Stuttgart: Thieme.
Brenner, H. (1989). *Das große Buch der Entspannungstechniken.* München: Humboldt.
Brettschneider, J. G. & McCoy, N. L. (1988). Sexual interest and behavior in healthy 80- to 102-year-olds. *Arch. Sex. Behav. 17*, 109–129.
Buddeberg, C. (1996). Sexualberatung. 3. Aufl. Stuttgart: Enke.
Buddeberg, C., Bass, B. & Gnirss-Bormet, R. (1994). Die lustlose Frau, der impotente Mann. *Familiendynamik 19 (3)*, 266–280.
Buddeberg, C., Hess, D. & Merz. J. (1984). Sexuelle Probleme von Patienten in der Allgemeinpraxis. *Rundschau Med., Schweiz (PRAXIS), 73*, 1113–1118.
Bullpitt, C. J., Dollery, C. T. & Carne, S. (1976). Change in symptoms of hypertensive patients after referral to hospital clinic. *Brit Heart J. 38*, 121–128.
Buvat, J., Dehaene, L., Lemaire, A. & Buvat-Herbaut, Th. (1983). Arteriell bedingte erektile Impotenz. *Sexualmedizin 12*, 248–251.
Clement, U. & Senf, W. (Hrsg.). (1996). *Transsexualität, Behandlung und Begutachtung.* Stuttgart: Schattauer.
Dannecker, M. & Reiche, R. (1974). *Der gewöhnliche Homosexuelle.* Frankfurt a. M.: S. Fischer.
Ellis, H. (1906). *Studies in the psychology of sex.* New York: Random House
Evans, D. R. (1970). Subjective variables and treatment effects in aversion therapy. *Behavior Research and Therapy, 8*, 147–152.
Fahrner, E.-M. (1981). Sexuelle Funktionsstörungen: Möglichkeiten der Therapie und der Beratung. In H. C. Vollmer & I. Helas (Hrsg.), *Verhaltenstherapie in der Suchtkrankenhilfe.* München: G. Röttger Verlag.

Fahrner, E.-M. (1983 a). Selbstunsicherheit – Ein allgemeines Symptom bei funktionellen Sexualstörungen? *Z. Klin. Psychol. 1*, 1–11.

Fahrner, E.-M. (1983 b). *Selbstunsicherheit bei Patienten mit funktionellen Sexualstörungen: Ein Fragebogen zur Diagnostik.* Mitteilungen der Gesellschaft für Sexualmedizin

Fahrner, E.-M. (1985). *Psychologische Behandlung von Sexualstörungen bei männlichen Alkoholabhängigen.* München: G. Röttger Verlag.

Fahrner, E.-M. & Kockott, G. (1998). Funktionelle Sexualstörungen. In H. Reinecker (Hrsg.), *Lehrbuch der klinischen Psychologie* (3. überarbeitete und ergänzte Aufl.). Göttingen: Hogrefe.

Feldmann, H. A., Goldstein, I., Hatzichristou, D. G., Krane, R. J. & McKinlay, J. B. (1994). Impotence and ist medical psychosocial correlates: results of the Masschusetts Male Aging Study. *J. of Urol., 15*, 54–61.

Frank, R. T. (1948). Dyspareunia: A problem for the general practioner. *J. of the American Med. Association, 136*, 361–365.

Friedman, D. (1968). The treatment of impotence by Bretival relaxation therapy. *Behavior Research and Therapy, 6*, 257–261.

Giese, H. (1962). *Psychopathologie der Sexualität.* Stuttgart: Enke.

Hahlweg, K. & Schröder, B. (1993). Verhaltenstherapie. In M. Linden & M., Hautzinger (Hrsg.), *Verhaltenstherapie.* Techniken und Einzelverfahren (2. überarb. u. erweiterte Aufl.). Berlin, Heidelberg, New York: Springer.

Hank, G., Hahlweg, K. & Klannn, N. (1990). *Diagnostische Verfahren für Berater.* Materialien zur Diagnostik und Therapie in Ehe-, Familie- und Lebensberatung. Weinheim: Beltz Test.

Hawton, K. & Catalan, J. (1986). Prognostic factors in sex therapy. *Behavior Research and Therapy, 24*, 377–385.

Hertoft, P. (1989). *Klinische Sexologie.* Köln: Deutscher Ärzte-Verlag.

Hoffet, H. (1980). Die klinische Anwendung von Antiandrogenen in der Psychiatrie. *Gynäkologie 13*, 33–43.

Hoyndorf, S., Reinhold, M. & Christmann, F. (1995). *Behandlung sexueller Störungen.* Weinheim: Psychologie Verlags Union.

Jacobson, E. (1938). *Progressive Relaxation.* Chicago: University Press.

Johnston, P., Hudson, St. M. & Marshall, W. L. (1992). The effects of masturbatory reconditioning with nonfamilial child molesters. *Behaviour Research and Therapy, 30*, 559–561.

Kallmann, F. J. (1952). Comparative twin study on the genetic aspects of male homosexuality. *J. nerv. ment. Dis. 115*, 283.

Kaplan, H. S. (1974). *The new sex therapy.* New York: Brunner/Mazel.

Kaplan, H. S. (1981). *The new sex therapy: Active treatment of sexual dysfunctions.* New York: Brunner/Mazel.

Kaplan, H. S. (2000). *Sexualtherapie bei Störungen des sexuellen Verlangens.* Stuttgart: Thieme.

Kinsey, A. C., Pomeroy, W. B. & Martin, C. E. (1948). *Das sexuelle Verhalten des Mannes.* Frankfurt: S. Fischer.

Kinsey, A. C., Pomeroy, W. B., Martin, C. E. & Gebhard, P. H. (1953). *Das sexuelle Verhalten der Frau.* Frankfurt: S. Fischer.

Kockott, G. (1981). *Die sexuellen Funktionsstörungen des Mannes.* Stuttgart: Enke.

Kockott, G. (1996). Sexuelle Störungen. In J. Margraf (Hrsg.), *Lehrbuch der Verhaltenstherapie*, Band 2: Störungen-Glossar. Berlin: Springer.

Kockott, G. & Pfeiffer, W. (1996). Sexual disorders in nonacute psychiatric outpatients. *Comprehensive Psychiatry 37*, 56–61.

Kommer, D., Lambert, M., Möhr, I., Trierweiler, A. & Zielke, M. (1990). Zur Prävalenz sexueller Funktionsstörungen, die wegen anderweitiger psychosomatischer oder psychischer Störungen stationär behandelt werden. In M. Zielke & N. Mark (Hrsg.), *Fortschritte der angewandten Verhaltensmedizin* (147–167). Berlin: Springer.

Laumann, E. O., Palk, A. & Rosen, C. R. (1999). Sexual Dysfunction in the United States, Prevalence and Predictors, 6, 281. *JAMA*, 537–544.

Laws, D. R. & Marshal, W. L. (1990). A conditioning theory of the etiology and maintenance of deviant sexual preference and behavior. In W. L. Marshall, D. R. Laws & H. E. Barbaree (Eds.), *Handbook of sexual assault: issues, theories and treatment of the offender*. New York: Plenum Press.

Lazarus, A. (1963). The treatment of chronic frigidity by systematic desensitization. *Journal of Neurological and Mental Diseases, 136*, 272–278.

Lobitz, W. C. & LoPiccolo, J. (1972). New methods in the behavioral treatment of sexual dysfunction. *Journal of Behavior Therapy and Experimental Psychiatry, 3*, 265–271.

Marshall, W. L., Eccles, A. & Barbaree, H. E. (1991). The treatment of exhibitionists: a focus on sexual deviance versus cognitive and relationship features. *Behavior Research and Therapy, 29*, 129–135.

Marshall, W. L., Laws, D. R. & Barbaree, H. E. (Hrsg.). (1990). *Handbook of sexual assault: issues, theories and treatment of the offender*. New York: Plenum Press.

Marshall, W. L., Fernandez, Y. M., Hudson, St. M. & Ward, T. (Hrsg.). (1998). *Sourcebook of treatment programs for sexual offenders*. New York: Plenum Press.

Martin, C. E. (1981). Factors affecting sexual functioning in 60-79-year-old-married males. *Arch. Sex. Behav. 10*, 399–420.

Masters, W. H. & Johnson, V. E. (1967). *Die sexuelle Reaktion*. Frankfurt: Akademische Verlagsgesellschaft.

Masters, W. H. & Johnson, V. E. (1970). *Human sexual inadequacy*. Boston: Little Brown (deutsche Ausgabe 1973: Impotenz und Anorgasmie. Hamburg: Goverts, Krüger und Stahlberg).

Mathews, A. M., Bancroft, J., Withhead, A., Hackman, A., Julier, D. et al. (1976). The behavioral treatment of sexual inadequacy: A comparative study. *Behaviour Research and Therapy, 14*, 427–436.

McCarthy, B. W. (1989). Cognitive-behavioral strategies and techniques in the treatment of early ejaculation. In S. R. Leiblum & R. C. Rosen (Eds.), *Principles and practice of sex therapy: Update for the 1990s* (141–167). New York: Guilford.

Money, J. (1986). *Lovemaps*. New York: Irvington.

Müller-Küppers, M. (1980). Die Sexualität und ihre Bedeutung für die Entwicklung von Kindern und Jugendlichen. In W. Eicher (Hrsg.), *Sexualmedizin in der Praxis*. Stuttgart, New York: G. Fischer.

Nestoros, J. N., Lehmann, H. E. & Ban, T. A. (1980). Neuroleptic drugs and sexual function in schizophrenia. *Mod. Probl. Pharmaco. Psychiatry 15*, 111–130.

Newman, G. & Nichols, C. R. (1960). Sexualactivities and attitudes in older persons, *J. Amer. med. Ass. 173*, 30–35.

Obler, M. (1973). Systematic desensitization in sexual disorders. *Journal of Behavior Therapy and Experimental Psychiatry, 4*, 93–101.

Ohm, D. (1992). *Progressive Relaxation*. Tiefmuskelentspannung nach Jacobson. Einführung und Übungen. Stuttgart: TRIAS, Thieme.

Pithers, W. D., Marques, J. K., Gibat, C. C. & Marlatt, G. A. (1983). Relapse prevention with sexual aggressives: A self-control model of treatment and maintenance of change. In J. G. Geer & I. R. Stuart (Eds.), *The sexual aggressor: current perspectives in treatment*. New York: Van Nostrand Reinhold.

Rooth, F. G. & Marks, I. M. (1974). Persistent exhibitonism: short term response to aversion, self regulation and relaxation treatments. *Arch. of Sex. Behav. 3*, 227–248.

Schindler, L., Hahlweg, K. & Revenstorf, D. (1998). *Partnerschaftsprobleme: Diagnose und Therapie*. Therapiemanual. 2. aktual. u. vollst. überarb. Aufl. Berlin, Heidelberg, New York: Springer.

Schindler, L, Hahlweg, K. & Revenstorf, D. (1999). *Partnerschaftsprobleme: Möglichkeiten zur Bewältigung*. Ein Handbuch für Paare. 2. aktual. u. vollst. überarb. Aufl. Berlin, Heidelberg, New York: Springer.

Schmidt, G. (Hrsg.). (1993). *Jugendsexualität*. Stuttgart: Enke.

Schnabl, S. (1973). *Intimverhalten, Sexualstörungen, Persönlichkeit*. VEB Deutscher Verlag der Wissenschaften.

Schneider, H. D. (1980). *Sexualverhalten in der zweiten Lebenshälfte*. Stuttgart: Kohlhammer.

Schneider, R. (1994). Selbstsicherheitstraining. In M. Zielke & J. Sturm (Hrsg.), *Handbuch stationäre Verhaltenstherapie*. Weinheim: Psychologie Verlags Union.

Schorsch, E. (1985). Sexuelle Perversionen. *Medizin, Mensch, Gesellschaft, 10*, 253–260.

Schorsch, E. & Spengler, A. (1981). *Zur psychischen und sexuellen Situation von Patienten nach Genitaloperationen*. Forschungsbericht des Sonderforschungs-bereiches 1215. Hamburg: Deutsche Forschungsgemeinschaft, Teilprojekt B6.

Schulte, D. (Hrsg.). (1976). *Diagnostik in der Verhaltenstherapie*, 2. Auflage. München: Urban & Schwarzenberg.

Seligman, M. E. P. (1970). On the generality of the laws of learning. *Psychological Review, 77*, 406–418.

Seligman, M. E. P. (1971). Phobias and preparedness. *Behavior Therapy, 2*, 307–320.

Semans, J. H. (1956). Premature ejaculation: A new approach. *South Medical Journal, 49*, 353–357.

Sigusch, V. & Schmidt, G. (1973). Jugendsexualität. *Beiträge zur Sexualforschung, 52*. Stuttgart: Enke.

Sigusch, V. (Hrsg.). (1980): *Therapie sexueller Störungen*. Stuttgart, New York: Thieme.

Sigusch, V. (Hrsg.). (1996). *Sexuelle Störungen und ihre Behandlung*. Stuttgart, New York: Thieme.

Spector, J. P. & Carey, M. P. (1990). Incidence and prevalence of the sexual dysfunctions: A critical review of the empirical literature. *Arch. sex. Behav. 19*, 389–408.

Strauß, B. & Heim, D. (1999). Standardisierte Verfahren in der empirischen Sexualforschung. *Z. Sexualforschung 12*, 187–236. Stuttgart: Thieme Verlag.

Sulz, S. K. D. (1991). *Das Verhaltensdiagnostiksystem VDS: Von der Anamnese zum Therapieplan*. Handbuch. München: CIP-Medien.

Tarabulcy, E. (1972). Sexual function in the normal and in paraplegia. *Paraplegia 10*, 201–208.

Winter-Klemm, B. (1982). Die Bedeutung der Autoerotik für den Schwerbehinderten. In V. Herms, H. J. Vogt & W. Eicher (Hrsg.), *Praktische Sexualmedizin, 81*. Wiesbaden: Medical Tribune.

Wolpe, J. (1958). *Psychotherapy by reciprocal inhibition*. Stanford: Stanford University Press.

Wolpe, J. (1969). *The practice of behavior therapy*. New York: Pergamon Press.

Zettl, S. & Hartlapp, J. (1997). *Sexualstörungen durch Krankheit und Therapie*. Berlin: Springer.

Zilbergeld, B. (1994). *Die neue Sexualität der Männer*. Tübingen: DGVT-Verlag.

Fortschritte der Psychotherapie

herausgegeben von Dietmar Schulte, Klaus Grawe, Kurt Hahlweg und Dieter Vaitl

Die Reihe **Fortschritte der Psychotherapie** informiert praxisnah und handlungsorientiert über Diagnostik, Klassifikation und Entstehungsbedingungen der jeweiligen Störung und bietet darüber hinaus zahlreiche Hinweise und Anregungen zum konkreten therapeutischen Vorgehen.

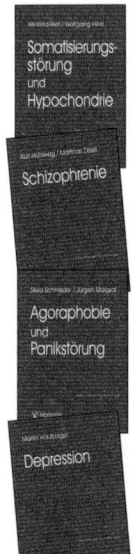

Winfried Rief / Wolfgang Hiller
Somatisierungsstörung und Hypochondrie
Band 1, 1998, VI/88 Seiten
ISBN 3-8017-1059-9

Kurt Hahlweg / Matthias Dose
Schizophrenie
Band 2, 1998, VIII/114 Seiten
ISBN 3-8017-1001-7

Silvia Schneider / Jürgen Margraf
Agoraphobie und Panikstörung
Band 3, 1998, VI/73 Seiten
ISBN 3-8017-1011-4

Martin Hautzinger
Depression
Band 4, 1998, VIII/86 Seiten
ISBN 3-8017-1002-5

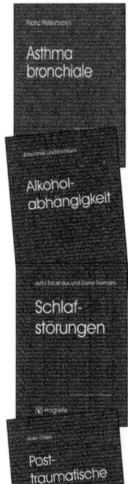

Franz Petermann
Asthma bronchiale
Band 5, 1999, VI/99 Seiten
ISBN 3-8017-1121-8

Johannes Lindenmeyer
Alkoholabhängigkeit
Band 6, 1999, VIII/107 Seiten
ISBN 3-8017-1159-5

Jutta Backhaus / Dieter Riemann
Schlafstörungen
Band 7, 1999, VI/83 Seiten
ISBN 3-8017-1122-6

Anke Ehlers
Posttraumatische Belastungsstörung
Band 8, 1999, VII/102 Seiten
ISBN 3-8017-0797-0

Der Preis pro Band beträgt DM 39,80/sFr. 35,90/öS 291,-. Wenn Sie die **Fortschritte der Psychotherapie** zur Fortsetzung bestellen, erhalten Sie alle Bände automatisch nach Erscheinen (3-4 Bände jährlich) zum Vorzugspreis von je DM 29,80/sFr. 26,80/öS 218,-, **Sie sparen 25%** gegenüber dem Einzelpreis.

☐ **Ja!** Ich bestelle bis auf Widerruf die **Fortschritte der Psychotherapie** zur Fortsetzung
   ☐ ab Band _____

☐ **Ja!** Ich bestelle folgende Titel zu Einzelpreisen:
   ___ Ex. _____
   ___ Ex. _____

Bitte kopieren Sie den Bestellschein und schicken ihn an:

Hogrefe & Huber Verlagsgruppe
Robert-Bosch-Breite 25
37079 Göttingen

e-mail: verlag@hogrefe.de • internet: www.hogrefe.de

Name: _____
Strasse: _____
PLZ/Ort: _____
Datum: _____
1. Unterschrift: _____
Diese Bestellung kann innerhalb von 10 Tagen schriftlich beim Verlag widerrufen werden (Poststempel).
2. Unterschrift: _____

Therapiemanuale

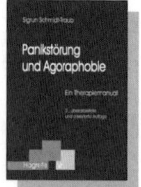

S. Schmidt-Traub
Panikstörung und Agoraphobie
Ein Therapiemanual
(Therapeutische Praxis)
2., überarb. und erw. Aufl. 2000,
151 Seiten, Großformat,
ca. DM 54,– / sFr. 47,– / öS 394,–
ISBN 3-8017-1364-4

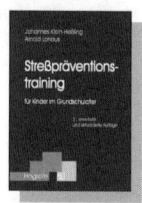

J. Klein-Heßling / A. Lohaus
Streßpräventionstraining für Kinder im Grundschulalter
(Therapeutische Praxis)
2., erw. und akt. Aufl. 2000,
117 Seiten, Großformat,
DM 49,80 / sFr. 44,80 / öS 364,–
ISBN 3-8017-1348-2

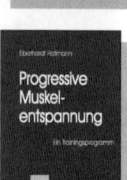

E. Hofmann
Progressive Muskelentspannung
Ein Trainingsprogramm
(Therapeutische Praxis)
1999, 148 Seiten,
DM 44,80 / sFr. 40,30 / öS 327,–
ISBN 3-8017-1156-0

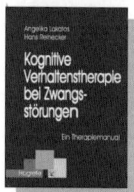

A. Lakatos / H. Reinecker
Kognitive Verhaltenstherapie bei Zwangsstörungen
Ein Therapiemanual
(Therapeutische Praxis)
1999, 137 Seiten, Großformat,
DM 49,80 / sFr. 44,80 / öS 364,–
ISBN 3-8017-0960-4

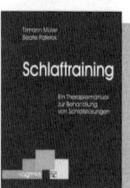

T. Müller / B. Paterok
Schlaftraining
Ein Therapiemanual zur Behandlung von Schlafstörungen
(Therapeutische Praxis)
1999, 162 Seiten, Großformat,
DM 49,80 / sFr. 44,80 / öS 364,–
ISBN 3-8017-1299-0

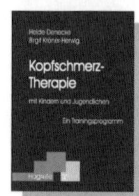

H. Denecke / B. Kröner-Herwig
Kopfschmerz-Therapie mit Kindern und Jugendlichen
Ein Trainingsprogramm
(Therapeutische Praxis)
2000, 154 Seiten, Großformat,
DM 54,– / sFr. 47,– / öS 394,–
ISBN 3-8017-1313-X

• Demnächst • Demnächst • Demnächst • Demnächst •

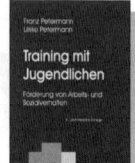

F. Petermann / U. Petermann
Training mit Jugendlichen
Förderung von Arbeits- und Sozialverhalten
(Therapeutische Praxis)
6., überarb. Auflage 2000,
174 Seiten, Großformat,
DM 59,– / sFr. 51,– / öS 431,–
ISBN 3-8017-1383-0

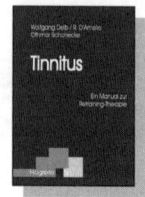

W. Delb / R. D'Amelio
O. Schonecke
Tinnitus
Ein Manual zur Retraining-Therapie
(Therapeutische Praxis)
2000, ca. 170 Seiten, Großformat,
ca. DM 59,– / sFr. 51,– / öS 431,–
ISBN 3-8017-1379-2

☐ **Ja!** Ich bestelle folgende Titel:

___ Ex. _____

___ Ex. _____

Bitte kopieren Sie den Bestellschein und schicken ihn an:

Hogrefe & Huber
Verlagsgruppe
Robert-Bosch-Breite 25
37079 Göttingen

e-mail: verlag@hogrefe.de • internet: www.hogrefe.de

Name: _____

Strasse: _____

PLZ/Ort: _____

Datum: _____

1. Unterschrift: _____

Diese Bestellung kann innerhalb von 10 Tagen schriftlich beim Verlag widerrufen werden (Poststempel).

2. Unterschrift: _____